常用护理技术实训指导 案例版

主编 林静 黄敏娟

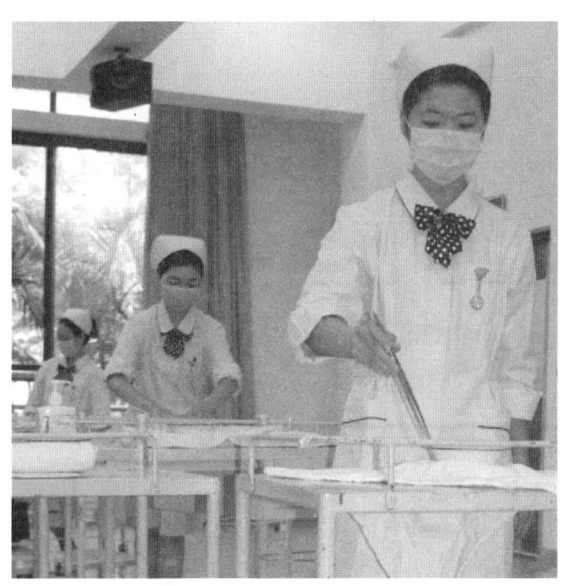

班　　级：_____
姓　　名：_____
学　　号：_____
学习组长：_____

中山大学出版社
·广州·

版权所有　翻印必究

图书在版编目（CIP）数据

常用护理技术实训指导：案例版/林静，黄敏娟主编. —广州：中山大学出版社，2014.3

ISBN 978-7-306-04807-3

Ⅰ. ①常… Ⅱ. ①林… ②黄… Ⅲ. ①护理学 Ⅳ. ①R47

中国版本图书馆 CIP 数据核字（2014）第 004140 号

出 版 人：	徐　劲
策划编辑：	金继伟
责任编辑：	曹丽云
封面设计：	林绵华
责任校对：	周　玢
责任技编：	何雅涛
出版发行：	中山大学出版社
电　　话：	编辑部 020-84111996，84113349，84111997，84110779
	发行部 020-84111998，84111981，84111160
地　　址：	广州市新港西路135号
邮　　编：	510275　　　　传　真：020-84036565
网　　址：	http://www.zsup.com.cn　　E-mail：zdcbs@mail.sysu.edu.cn
印 刷 者：	佛山市浩文彩色印刷有限公司
规　　格：	787mm×1092mm　1/16　11.75印张　275千字
版次印次：	2014年3月第1版　2015年8月第2次印刷
定　　价：	30.00元

如发现本书因印装质量影响阅读，请与出版社发行部联系调换

本书编委会

主　审：黄龙淳
主　编：林　静　黄敏娟
副主编：邹杏婵　单锦婵
编　者：（以姓氏笔画为序）
　　　　王　洋　（佛山市南海区卫生职业技术学校）
　　　　冯家宝　（惠州卫生职业技术学院）
　　　　刘晓红　（佛山市南海区卫生职业技术学校）
　　　　许淑梅　（佛山市南海区卫生职业技术学校）
　　　　张　群　（顺德职业技术学院）
　　　　陈东雪　（佛山市南海区卫生职业技术学校）
　　　　邹杏婵　（佛山市南海区卫生职业技术学校）
　　　　佘淑娴　（佛山市南海区卫生职业技术学校）
　　　　林　静　（顺德职业技术学院）
　　　　单锦婵　（增城市卫生职业技术学校）
　　　　柯盈盈　（顺德职业技术学院）
　　　　黄龙淳　（顺德第一人民医院）
　　　　黄敏娟　（顺德职业技术学院）
　　　　韩春明　（佛山市南海区卫生职业技术学校）
　　　　廖永珍　（顺德职业技术学院）

前　言

南丁格尔说过："护理，是熟练技术的手，冷静看出细节的头脑，爱与温暖的心。"《常用护理技术实训指导（案例版）》共 15 章、28 节，以临床病例和护理情境引导操作方法及流程。

基础护理技术操作的掌握不能仅仅局限于机械的重复训练，每一个操作的步骤都是护理界的前辈们用自己的经验甚至是血的教训，一点一滴积累的。作为护生不但要继承，还应该在学习中反思；不仅是对操作技术一般性的回顾或重复，而且是深究学习活动中所涉及的知识、材料、方法、思路、策略、结果等；反思的目的也不仅是为了回顾过去或掌握单一的操作技术，更重要的是指向未来的活动。在练习的过程中，对护理技术操作的思索和探寻，都是在收获阳光和雨露。思想生长之处，万物繁荣。

书中配备了实训技能操作流程及评分标准，便于教师在实训课程中使用和技能考核时对成绩进行评定，护生也可参照自练、自测，进行反思。每项操作配有操作前思考与准备练习、操作后回顾与反思、进阶练习，并附有参考答案，引导学生在"学中做、做中学"，积极思考、灵活应对临床可能出现的情境。本书可供护理、涉外护理、助产等专业使用。

本书由编写组的全体成员通过反复学习、思考、讨论、核实、比较后定稿，由于编者水平有限，难免内容有所疏漏、文字欠妥，恳请广大读者批评指正，以促进本教材日臻完善，在此编者表示深深的谢意！

林静　黄敏娟
2013 年 12 月

护理技术学习建议

护理技术是护理学的重要组成部分。熟练技术的掌握是一个反复练习、不断反思、逐渐改进的过程。任何优秀的操作者,都经历过看似枯燥的重复尝试的过程。我们相信,在正确方法的指引下,大家能够通过自我学习、自我反思、互相观摩,高效且有创造性地掌握并改良基本的护理技术操作。本书对学习护理技术的建议如下:

1. 练习前

☆ 熟悉相关理论知识,根据个案查阅相关资料,如《常用护理技术》、《内科护理》、《外科护理》、《药理学》等。

☆ 浏览本书的"具体操作流程",了解所涉技术的操作流程。

☆ 浏览教学视频,结合案例与情境,思考:可能遇到哪些问题?如何解决?完成本书的"思考与准备"。

2. 练习中

☆ 带上参考资料,结合个案实地练习,评估:遇到哪些问题?如何解决?

☆ 通过自我思考、小组讨论、查阅资料、询问教师相结合,目的明确地解决问题。

3. 练习后

☆ 填写"回顾与反思",结合"评分标准"进行自我反思:如何改进技术?

☆ 进一步结合个案练习,评估:是否已经顺利解决问题?是否遇到新的问题?

☆ 学有余力的同学可进一步学习"进阶练习"。

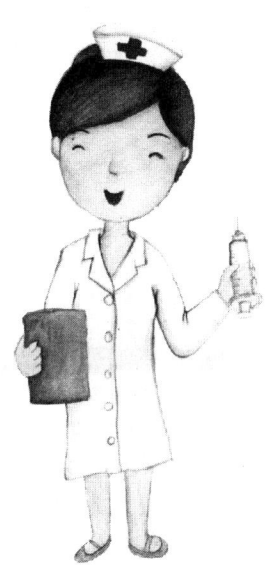

养成良好的工作习惯

（1）时间观念：不迟到，不早退，提前5分钟到实训室做好上课准备。

（2）仪容仪表：护生应仪表大方，举止端庄。护生上实训课一律穿工作服、工作裤（夏季可穿裙装配肉色长筒袜）、工作鞋，戴帽。

①工作服应合体、平整，保持衣扣完整，无破损，无污迹。自己的衣、裤不得超出工作服、工作裤的底边。

②按要求佩戴燕帽或圆帽。戴圆帽时头发应全部罩在帽子内，前不遮眉，后不露发梢，帽子的接缝线应放在后面。戴燕帽时长发需盘起并戴发套，长、短发均应前不过眉，侧不掩耳，后不过领。燕帽要戴正戴稳，距发际4～5 cm，发夹固定于帽后。发夹应与燕帽颜色相似。

③不佩戴外露首饰，如吊耳环、手链、戒指、脚链等。

④经常修剪指甲，其长度不应过手指指尖。每次上课携带口罩，必要时使用。

⑤每位护生上课必须佩戴胸牌，胸牌上应填写个人信息，照片完整清晰。同时配备护士表、蓝/黑色签字笔、红色签字笔、小笔记本等。

（3）提高学习效率：上课专心听讲，及时做有意义的笔记，不玩手机，不旷课。

（4）维护公共环境，爱惜集体资源：不在实训室内进食；实训后按要求整理用物及清洁；离开实训室时关闭电器（如空调、灯）、关闭水源及锁门，共同营造一个整洁、高效、低碳的实训环境。

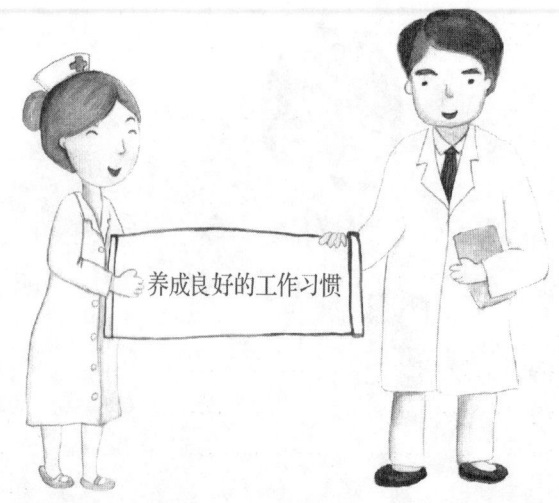

目 录

第一章 急性阑尾炎病人的出入院护理 ··· 1
  第一节 搬运法 ·· 1
  第二节 铺备用床 ·· 9

第二章 脑出血病人的清洁护理 ·· 13
  第一节 口腔护理 ··· 13
  第二节 头发护理 ··· 18
  第三节 皮肤护理 ··· 23

第三章 脑出血后偏瘫病人的被动关节活动 ······································ 31

第四章 破伤风病人的护理 ··· 36
  第一节 无菌技术 ··· 36
  第二节 隔离技术 ··· 41

第五章 发热病人的冷疗护理 ··· 46

第六章 老年病人的热疗护理 ··· 52

第七章 高血压病人的生命体征测量 ·· 56

第八章 慢性支气管炎病人的护理 ·· 61
  第一节 鼻导管给氧 ··· 61
  第二节 吸痰 ·· 66
  第三节 吸入给药 ··· 71
  第四节 体位引流与叩击震颤 ·· 76

第九章 肾病综合征病人的给药护理 ·· 81
  第一节 口服给药 ··· 81
  第二节 皮下注射 ··· 86

第三节　肌内注射 …………………………………………… 91
　　第四节　药物过敏试验 ……………………………………… 96
　　第五节　静脉注射 …………………………………………… 101
　　第六节　静脉输液 …………………………………………… 106

第十章　五官科基本护理技术 …………………………………… 112

第十一章　产后大出血病人的输血护理 ………………………… 120

第十二章　口腔手术病人的鼻饲 ………………………………… 126

第十三章　直肠癌病人的排泄护理 ……………………………… 132
　　第一节　大量不保留灌肠 …………………………………… 132
　　第二节　导尿 ………………………………………………… 137

第十四章　乙肝病人的血液标本采集 …………………………… 144

第十五章　单人徒手心肺复苏 …………………………………… 149

参考文献 …………………………………………………………… 155

参考答案 …………………………………………………………… 156

第一章　急性阑尾炎病人的出入院护理

第一节　搬　运　法

一、学习任务

(1) 能根据病人的情况，采取及时有效的入病区护理措施及出院护理措施。
(2) 能根据病人的情况，熟练运用合适的搬运技术。
(3) 能运用沟通技巧及护理程序搜集病人的疾病信息。
(4) 关爱病人，能够及时解决病人的疑问，进行合适的健康教育。
(5) 互学共进，培养医护、护士间的团队合作精神。

二、护理情境

陈强，男，72岁，独居，既往有高血压史20年，平时健康欠佳，行动不便。因转移性下腹痛一天、发热，在门诊就诊。

体查：神志清楚，下腹部有压痛，反跳痛不明显，体温38.2 ℃，脉搏88次/分，呼吸22次/分，血压154/90 mmHg[①]，身高168 cm，体重80 kg。

医疗诊断：急性阑尾炎、高血压。

陈爷爷在门诊进行抗生素输液治疗后腹痛加重，现遵医嘱收治入院，请你护送其至普外科。

三、工作过程

1. 思考与准备

(1) 在门诊接诊过程中，我们可以运用什么工具、技术来评估陈爷爷的身体状况，以安排其尽快就诊？

---

① 1 mmHg = 133.322 4 Pa。

（2）在护送陈爷爷至病房的过程中，我们应选择什么工具？应注意观察什么？

2. 具体操作流程（见图 1.1 ～图 1.3）

平车搬运法操作流程参考温馨用语

（贯穿在整个操作中，注意面带笑容）

搬运前：

1. 爷爷，您好！请问方便告诉我您的名字吗？

2. 陈爷爷，由于您需要住院，我们现在立即把您转送到住院部。

3. 我们现在将您搬运到平车上，请您不要紧张，尽量保持身体放松，我们几个人同时用力将您抬上平车，我们会做好保护，请放心！

搬运后：现在您这样躺着舒服吗？如果不舒服、疼痛及呼吸不顺畅，请告诉我们。

第一章 急性阑尾炎病人的出入院护理

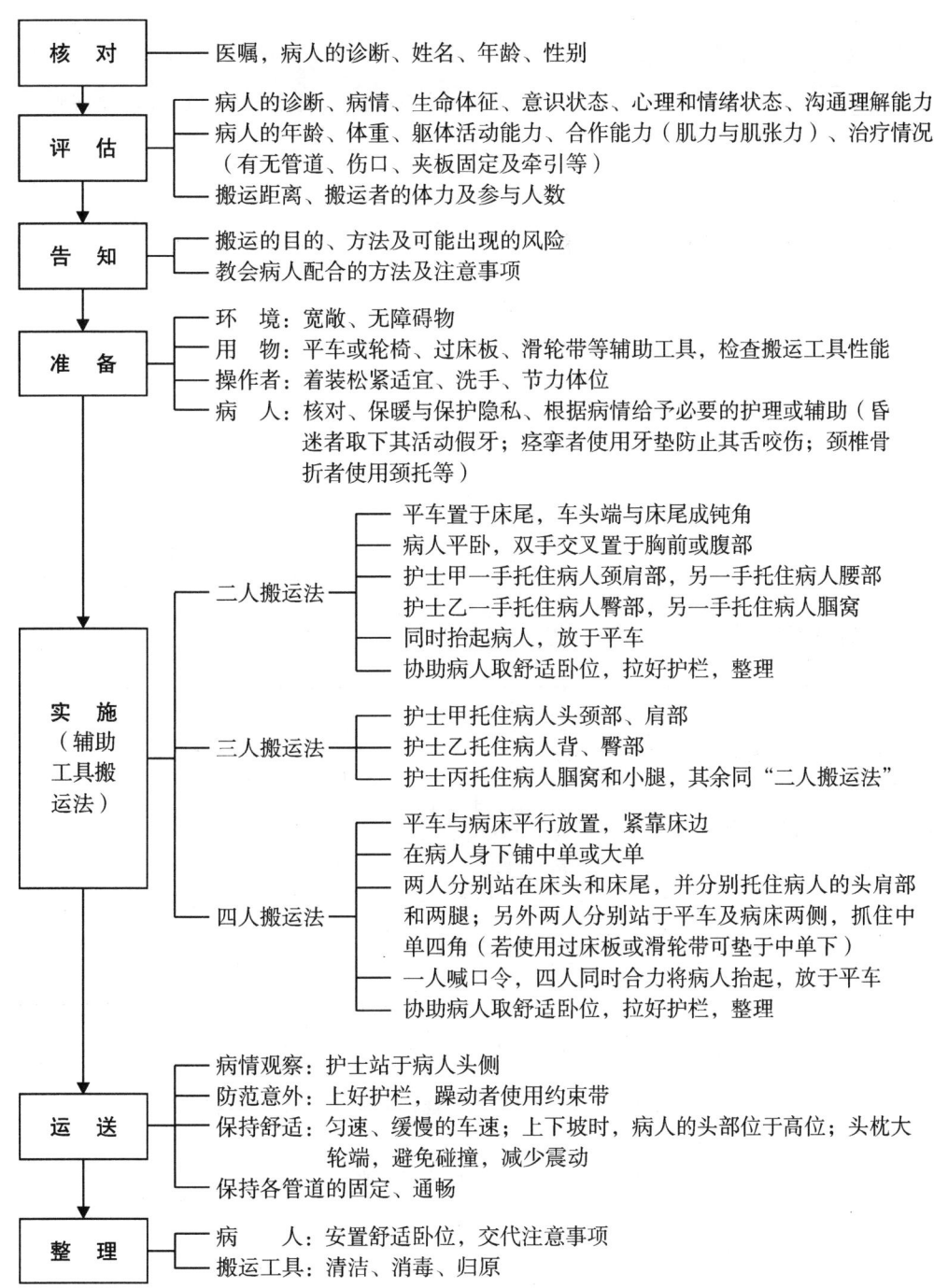

图1.1 平车搬运法操作流程

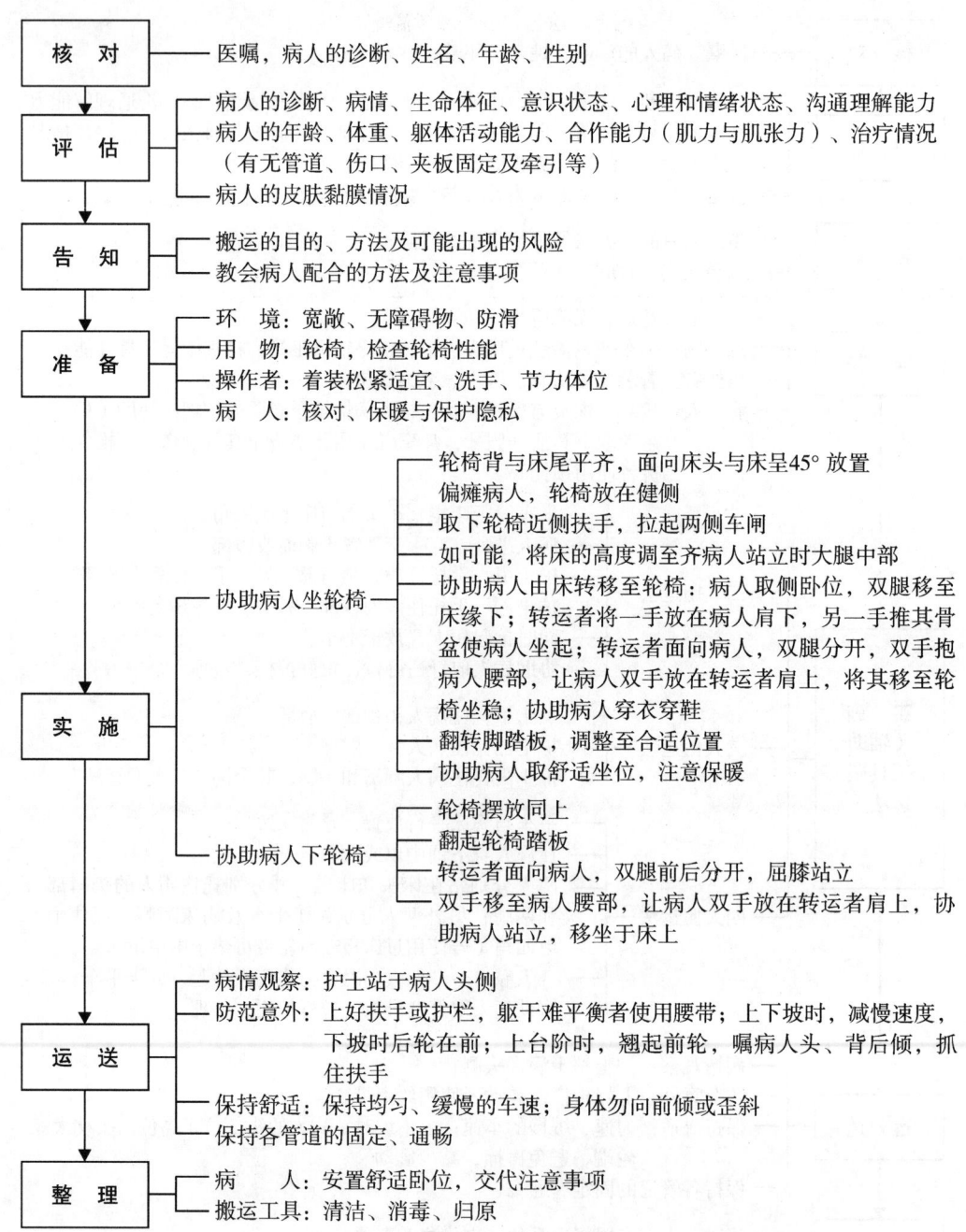

图1.2 轮椅搬运法操作流程

第一章 急性阑尾炎病人的出入院护理

轮椅搬运法操作流程参考温馨用语

（贯穿在整个操作中，注意面带笑容）

搬运前：

1. 爷爷，您好！请问方便告诉我您的名字吗？
2. 陈爷爷，由于您需要住院，我现在立即把您转送到住院部。
3. 我现在协助您坐到轮椅上，请您不要紧张，尽量保持身体放松。坐上轮椅后身体请向后倾，双手抓紧扶手。

搬运后：现在您这样坐着舒服吗？如果不舒服、疼痛及呼吸不顺畅，请告诉我们。

徒手搬运法操作流程参考温馨用语

（贯穿在整个操作中，注意面带笑容）

搬运前：

1. 爷爷，您好！请问方便告诉我您的名字吗？
2. 陈爷爷，由于您需要住院，我们现在立即把您转送到住院部。您脚不方便，我（我们）帮您转个地方好吗？

扶持法：我先扶您坐到那张椅子上，好吗？请您不要紧张，我先扶您慢慢站起来，您用手臂搂住我的肩部，尽量保持身体放松，我用手扶着您腰部，一起走过去。

抱持法：请您不要紧张，放松身体，我先扶您慢慢坐起，您用一只手抱住我的颈部，同时我会用手托住您的背部及大腿，把您抱上轮椅。

背负法：请您不要紧张，放松身体，我先扶您慢慢坐起，您用手抱住我的肩部，然后伏在我的背上，同时我会用手托住您的臀部及大腿，把您背上床。

椅托式：请您不要紧张，我先扶您慢慢坐起来，您用手搂住我们的肩部，尽量保持身体放松，我们用手托住您的背部和大腿，这样行走，好吗？

拉车式：请您躺好，不要紧张，您用手搂住我们的肩部，尽量保持身体放松，我们用手托着您的头部和大腿，把您抬到救护车上，好吗？

搬运后：好的，就是这样，谢谢您的配合。

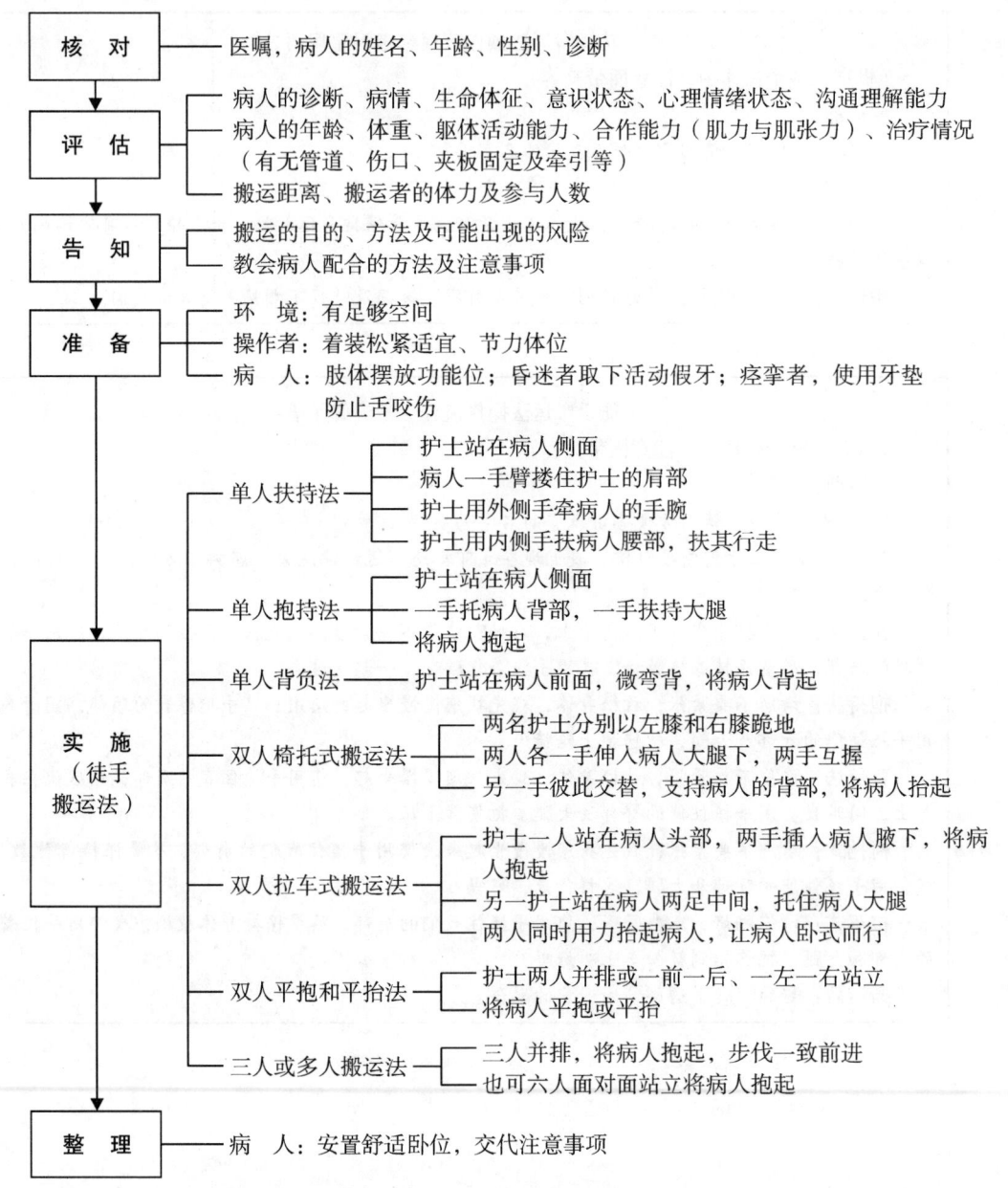

图1.3 徒手搬运法操作流程

3. 回顾与反思（见表1.1）

表1.1 搬运法操作回顾与反思

操作项目	技术的重要原则	各项原则完成情况的自我评分			
搬运法	1. **查对**	很好	较好	一般	未达标
	2. **评估**：病人病情、意识、活动、合作程度、心理状况，搬运距离，搬运者体力	很好	较好	一般	未达标
	3. **操作**：实施手法，多人合作的协调性，舒适安全性，病情观察	很好	较好	一般	未达标
	4. **辅助搬运工具的选择**	很好	较好	一般	未达标
	主要的优点与不足（如技术的重要原则与难点、服务意识、沟通宣教等）				
指导老师的评分及建议：					
百问不厌——如果你对本学习内容有什么疑问，请在这里留言：					

四、进阶练习

陈爷爷被送到普外科，你是他的责任护士，在接待病人过程中，你将完成哪些工作？请按先后顺序排列。

五、评分标准（见表1.2）

表1.2 搬运法操作评分标准

评分项目		分值	评分内容	评分	扣分
核 对		2	医嘱，病人的诊断、姓名、年龄、性别	2	
评 估		8	病人的病情、治疗情况、意识、活动情况、合作程度、心理状况等	2	
			搬运距离、搬运者的体力	2	
			环境：宽敞无障碍物	2	
			搬运工具：性能良好	2	
计划	告 知	3	解释搬运的目的、方法及操作过程中可能出现的不适1；教会病人配合操作的方法和注意事项2	3	
	操作者	3	服装、仪表、洗手	各1	
	物 品	6	齐全（缺1项扣1分）	2	
			性能良好2、摆放合理2	4	
	病 人	2	适合搬运	2	
实施	搬 运	35	**平车搬运法：**		
			平车与床的位置	5	
			搬运者的手法	10	
			搬运者的协调性	10	
			多人操作的配合	10	
			轮椅搬运法：		
			轮椅与床的位置	5	
			搬运的手法	15	
			搬运的安全性	15	
			徒手搬运法：		
			搬运者的手法	15	
			搬运者的协调性	15	
			护理配合	5	
	运 送	15	病情观察	4	
			防范意外	4	
			保持舒适	3	
			保持各管道固定、通畅	4	
	整 理	3	病人：交代注意事项，询问其舒适度	2	
			搬运工具：清洁、消毒、归原	1	
	交 接	3	与接病人护士交代病情、诊断、姓名、年龄	3	
	记 录	7	搬运时间、地点、工具、方法	4	
			病情观察	2	
			操作者及时间	1	

(续表1.2)

评分项目		分值	评分内容	评分	扣分
评价	操作质量	10	操作熟练，轻、准、快、稳 关心体贴、观察细致	缺1项扣2～3分	
	相关知识	3	熟悉搬运法的相关注意事项	3	
	操作时间		完成时间5 min，超时1 min扣2分		
总　分		100	搬运过程中病人出现安全隐患扣10分，跌倒则不及格	得分	

第二节　铺备用床

一、学习任务

（1）掌握接诊入院病人前的准备工作。
（2）能灵活运用人体力学原则。
（3）能够根据病人病情熟练地铺设床单位。
（4）互学共进，培养医护、护士间的团队合作精神。

二、护理情境

接住院处通知，有一怀疑急性阑尾炎的72岁男性即将入院。

三、工作过程

1. 思考与准备

（1）接到上述通知，你应该做哪些准备工作来迎接病人？

（2）在准备床单位的过程中，什么技巧能让你最快、最省力地铺好平整紧实的床单位？

2．具体操作流程（见图1.4）

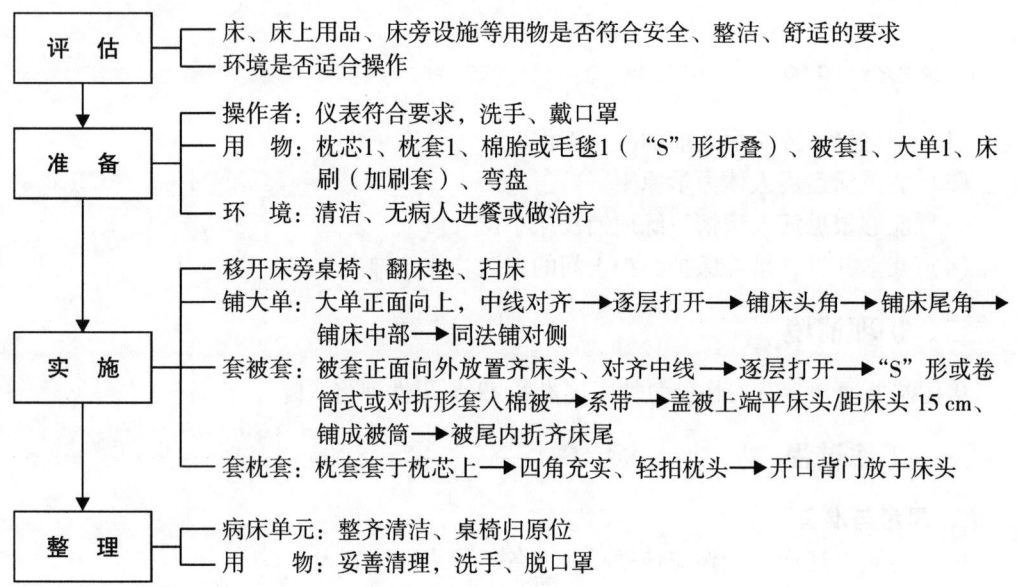

图1.4　铺备用床操作流程

3. 回顾与反思（见表1.3）

表1.3 铺备用床操作回顾与反思

操作项目	技术的重要原则	各项原则完成情况的自我评分
铺备用床	1. 评估：用物、环境、病人的病情	很好　较好　一般　未达标
	2. 节力原则	很好　较好　一般　未达标
	3. 床单位的质量：大单平整、中线对齐、四角紧实，被套四角充实、被筒中线对齐、盖被平整、枕套四角充实、开口背门	很好　较好　一般　未达标
	主要的优点与不足（如技术的重要原则与难点、服务意识、沟通宣教等）	
	指导老师的评分及建议：	
	百问不厌——如果你对本学习内容有什么疑问，请在这里留言：	

四、进阶练习

若陈爷爷在送院途中出现阑尾炎急性穿孔，造成腹膜炎，处于休克状态，需要紧急手术，请模拟比较：这时的入院处置跟常规入院有哪些不同？

五、评分标准（见表1.4）

表1.4 铺备用床操作评分标准

评分项目		分值	评 分 内 容	评分	扣分
评 估		7	检查床单位及床旁设施的安全、整洁和舒适 检查有无病人进餐或做治疗	4 3	
计划	操作者	4	着装规范2，洗手、戴口罩2	4	
	用物准备	7	按需备物齐全，少1件扣1分 放置合理，折叠正确	3 各2	
	环境准备	2	整洁，无人进食或进行治疗	2	
实施	铺大单	25	移开床旁椅或桌时无噪音、位置合理 湿式扫床完整、清洁 大单放置、打开顺序均正确 大单中线不偏移（每偏2 cm扣2分） 折角手法正确 四角平、紧、美观	各1 各1 各2 2 7 8	
	套被套	25	被套放置、打开顺序正确 套被套方法正确 四角充实 系被套口带子符合要求 被筒中线对齐 被筒三侧边缘齐床沿 被头距床头距离正确 被头充实 盖被平整	各2 2 4 2 2 3 2 2 4	
	套枕套	10	松枕、套枕套的手法正确 枕芯四角充实 枕头上端与床头平齐 开口背门 枕头放置床正中	各1 2 2 2 2	
	整理	5	桌椅归回原位 污物处理妥当（符合医疗废物处理原则） 洗手、脱口罩	2 2 1	
评价	操作质量	12	操作熟练、动作协调 整体效果好，符合节力原则 操作有条理，来回走动次数符合要求	4 4 4	
	相关知识	3	熟悉铺床相关的注意事项	3	
	操作时间		完成时间5 min，超时1 min扣2分		
总 分		100	严重违反操作规程者不及格	得分	

（林静）

第二章　脑出血病人的清洁护理

第一节　口腔护理

一、学习任务

（1）能对脑出血病人的病情、口腔卫生情况、自理能力进行评估，选择合适的口腔护理方法、工具和频率。

（2）能正确实施口腔护理技术操作。

（3）能通过口腔黏膜、舌苔、口气的变化观察病人病情。

（4）关爱病人，能够及时解决病人的不适及家属的疑问，进行合适的健康教育。

（5）互学共进，培养医护、护士间的团队合作精神。

二、护理情境

李梅，女，34 岁，2 天前出现头痛伴恶心、呕吐，肢体麻木 4 h，在当地医院行 CT（Computed Tomography）检查未见明显异常。给予输液治疗，随后症状减轻。现突发意识不清伴肢体抽搐，来我院就诊，CT 检查示多发脑内血肿，既往无高血压病史，9 年前有葡萄胎流产史。以"脑出血"收治入院。

入院查血常规、凝血时间（PT）/部分凝血时间（APTT）/血小板均在正常范围内。

现病人意识清醒，生活不能自理，主管护师王艳开出护嘱"口腔护理"，见表 2.1。

表 2.1　基础护理护嘱单

病区：神经内科　　　　　　　　　　　　　　　　日期：2012 - 07 - 15

病人信息			护嘱内容	开护嘱者	执行情况		
床号	姓名	住院号			时间/签名	时间/签名	时间/签名
1	李梅	68479	口腔护理 bid	王艳	7：00 林红	20：00 周欣	

三、工作过程

1. 思考与准备

（1）在执行上述护嘱前，你会通过什么方法评估病人的口腔情况？

13

(2) 用物准备（请用图的方式简要地表示本操作合理的用物摆放方法）。

2. **具体操作流程**（见图2.1）

口腔护理操作流程参考温馨用语

（贯穿在整个操作中，注意面带笑容）

查对、解释：早上好！请问方便告诉我您的名字吗？昨晚睡得好吗？我现在来帮您漱口。

问"二便"：请问您需要大小便吗？

操作时：我现在给您清洗一下口腔，擦洗时请您配合张大嘴巴，其余时候您都可以闭合嘴巴休息。过程中有不舒服请及时告诉我。

操作后：现在已经帮您漱洗完了，感觉好吗？谢谢您的合作！

第二章 脑出血病人的清洁护理

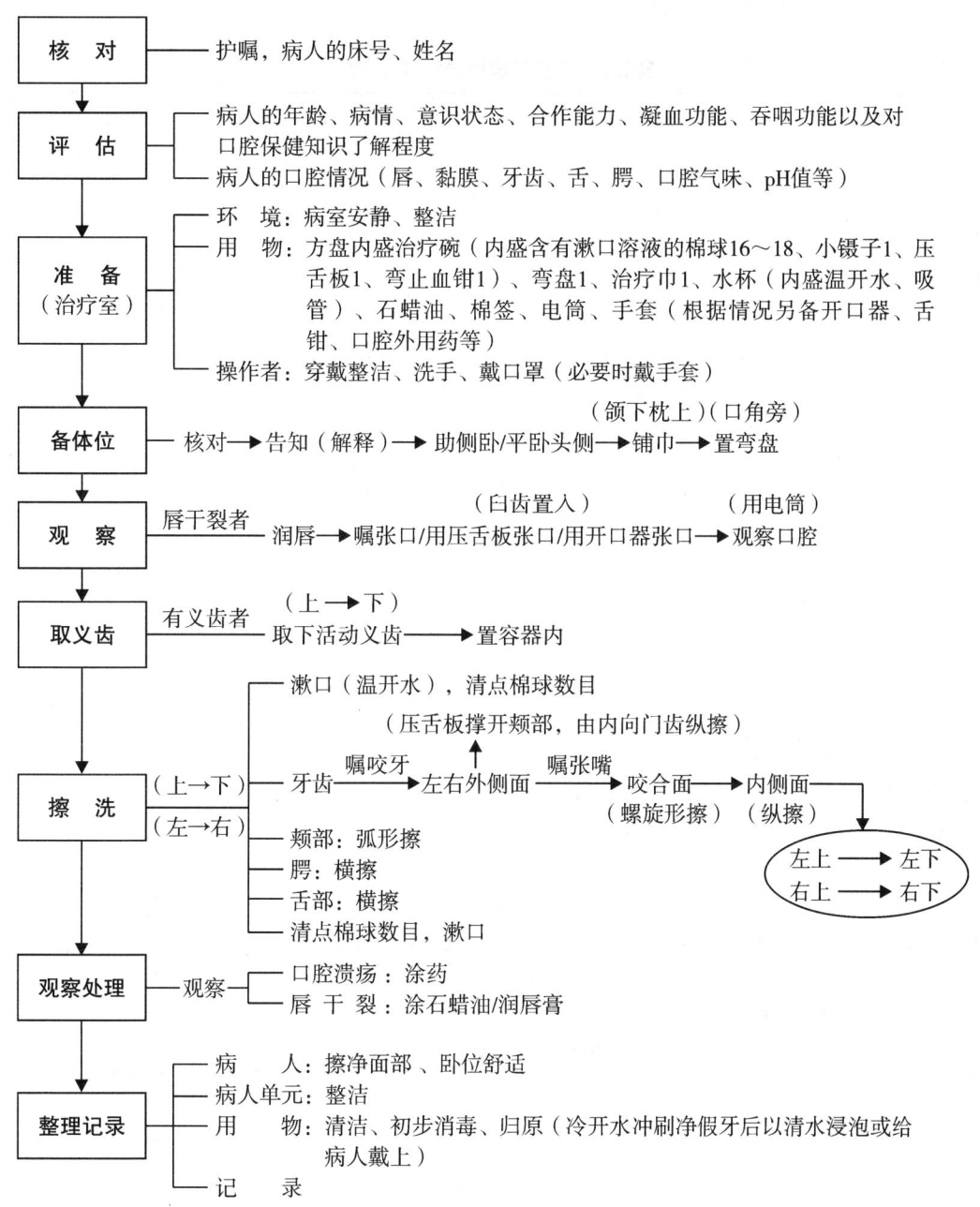

图 2.1 特殊口腔护理操作流程

3. 回顾与反思（见表2.2）

表2.2　口腔护理操作回顾与反思

操作项目	技术的重要原则	各项原则完成情况的自我评分			
口腔护理	1. "三查""八对"①	很好	较好	一般	未达标
	2. 评估：根据病人口腔情况选择合适的护理用具和漱口液	很好	较好	一般	未达标
	3. 安全：每次只夹一个棉球，棉球湿度适宜不滴水，擦洗前后清点棉球数目	很好	较好	一般	未达标
	4. 清洁：取、拧棉球的方法正确，防止棉球污染；每次更换棉球；擦洗有序全面，病人主观感受好	很好	较好	一般	未达标
	5. 舒适：擦洗力度合适，无损伤，不湿衣单，病人主观感受好	很好	较好	一般	未达标
	6. 沟通：及时有效，关爱体贴	很好	较好	一般	未达标
	主要的优点与不足（如技术的重要原则与难点、服务意识、沟通宣教等）				
	指导老师的评分及建议：				
	百问不厌——如果你对本学习内容有什么疑问，请在这里留言：				

四、进阶练习

为脑出血昏迷的病人进行口腔护理应该注意哪些问题？

---

① "三查"：操作前、操作中、操作后查。
"八对"：对床号、姓名、药名、药物浓度、剂量、方法、时间、药物质量。

五、评分标准（见表2.3）

表2.3 口腔护理操作评分标准

评分项目		分值	评 分 内 容	评分	扣分
核 对		2	护嘱，病人的病号、姓名	2	
评 估		5	病人的年龄、病情、合作能力、吞咽功能等 病人的口腔情况	3 2	
计划	操作者	3	服装1，仪表1，洗手、戴口罩（手套）1	3	
	物品	7	齐全（缺1项扣1分） 漱口溶液及棉球适宜 摆放合理	4 2 1	
实施	解 释	6	查对、解释内容、沟通技巧	各2	
	擦前准备	18	体位舒适（侧卧/平卧头侧） 颌下垫巾 置弯盘、圆碗 摆放合理 假牙护理（口述） 润唇2、观察2、漱口2、清点棉球数目2	2 2 2 1 3 8	
	擦 洗	40	取、绞棉球的方法 棉球湿度适宜 压舌板的使用 擦洗顺序 擦洗方法（外侧面、咬合面、内侧面、颊、腭、舌） 擦洗质量（同上） 漱口方法1，清点棉球数目2 观察 特殊处理	4 2 2 2 各2 各2 3 1 2	
	整理记录	6	病人：擦面、沟通、体位 物品：归原、分类处理 记录	3 2 1	
	操作质量	10	关心体贴、注意观察 安全舒适、不湿衣单 动作轻稳、不损黏膜	缺1项 扣2～ 3分	
	相关知识	3	熟悉相关知识	3	
	操作时间		完成时间12 min，超时1 min扣2分		
总 分		100	为昏迷病人漱口扣10分	得分	

第二节 头发护理

一、学习任务

（1）能对脑出血病人的病情、头发清洁度、自理能力等情况进行评估，结合病人意愿选择合适的头发护理方法和时机。

（2）能正确实施头发护理技术操作。

（3）关爱病人，能够及时解决病人的不适及家属的疑问，进行合适的健康教育。

（4）互学共进，培养医护、护士间的团队合作精神。

二、护理情境

李梅，女，34岁，2天前出现头痛伴恶心、呕吐，肢体麻木4 h，在当地医院行X线计算机断层摄影（CT）检查未见明显异常。给予输液治疗，随后症状减轻。现突发意识不清伴肢体抽搐，来我院就诊，CT检查示多发脑内血肿，既往无高血压病史，9年前有葡萄胎流产史。拟"脑出血"收治入院。

入院查血常规、PT/APTT/血小板均在正常范围内。

经脱水治疗后病人病情好转，意识恢复。

现病人意识恢复，但生活仍不能自理，已多日未洗发，主管护师王艳开出护嘱"床上洗发"，见表2.4。

表2.4 基础护理护嘱单

病区：神经内科　　　　　　　　　　　　　　　　　　日期：2012-07-17

病人信息			护嘱内容	开护嘱者	执行情况		
床号	姓名	住院号			时间/签名	时间/签名	时间/签名
1	李梅	68479	床上洗发 q5d	王艳	15:00/林红		

三、工作过程

1. 思考与准备

（1）床上洗发的禁忌证有哪些？

(2) 用物准备（请用图的方式简要地表示本操作合理的用物摆放方法）。

2. **具体操作流程**（见图2.2）

床上洗发操作流程参考温馨用语
（贯穿在整个操作中，注意面带笑容）
解释：您好！请问方便告诉我您的名字吗？您的头发脏了，现在我来帮您洗洗，好吗？您躺着就行了，请您配合一下。
问"二便"：请问您需要大小便吗？
湿发时：请问水温合适吗？
揉搓时：请问力度合适吗？还有哪里痒吗？
洗发期间：您感觉怎样？您不用客气，有不舒服请及时告诉我。
洗发完毕：现在已洗完头了，感觉舒服吗？有需要可随时呼叫我，我会经常来看望您的。

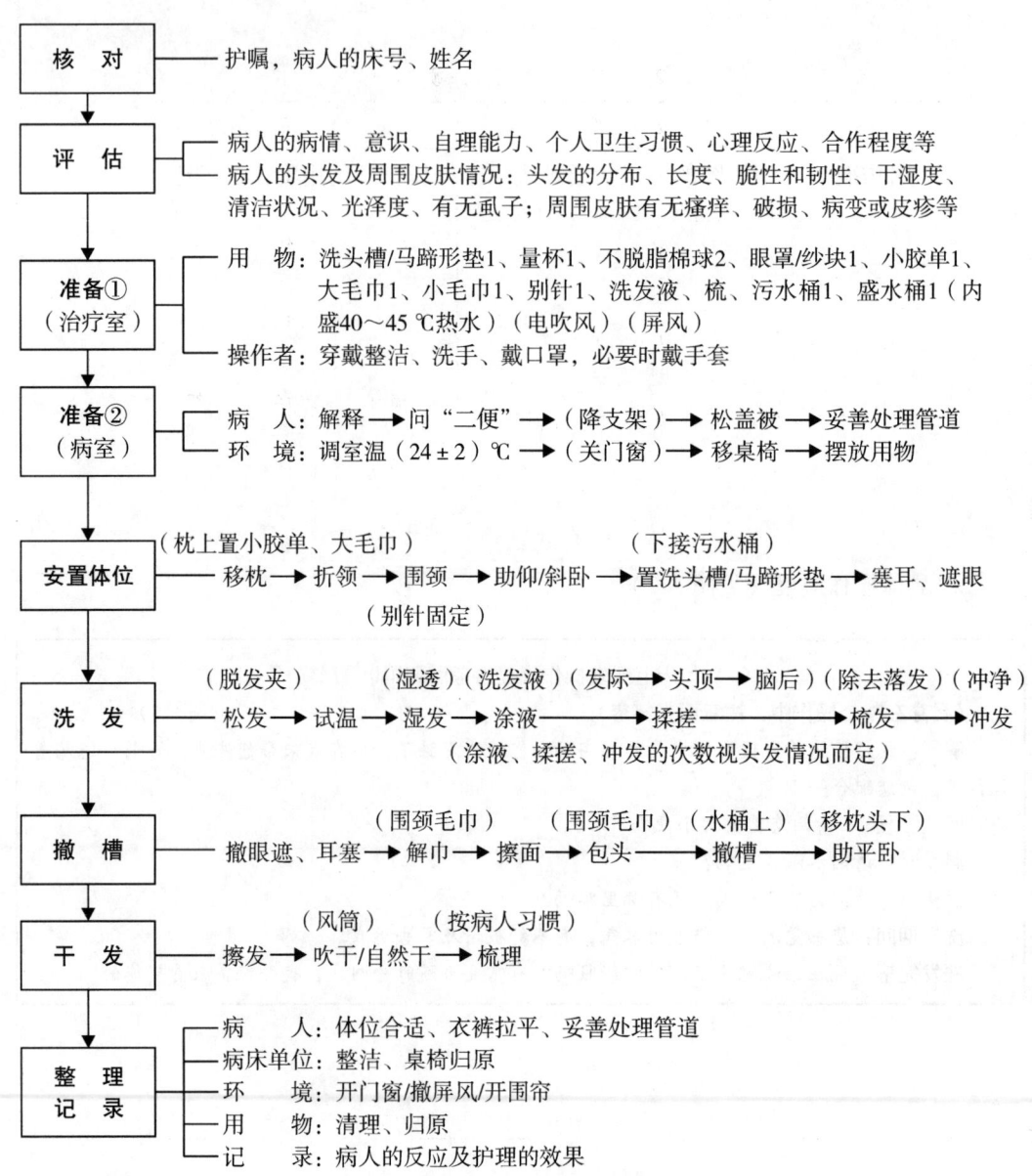

图2.2 床上洗发操作流程

3. 回顾与反思（见表2.5）

表2.5　床上洗发操作回顾与反思

操作项目	技术的重要原则	各项原则完成情况的自我评分			
床上洗发	1. 查对	很好	较好	一般	未达标
	2. 安全：操作前评估，操作中病情观察，操作后评价，妥善处理伤口和各种管道	很好	较好	一般	未达标
	3. 舒适：防止眼睛及耳朵进水，动作轻柔，按摩头皮，不湿衣单，病人主观感受良好	很好	较好	一般	未达标
	4. 保暖：室温、水温合适，关门窗、风扇，盖被，及时擦干、吹干头发，控制时间	很好	较好	一般	未达标
	5. 清洁：充分湿润，冲洗干净	很好	较好	一般	未达标
	6. 节力：用物摆放合理，运用人体力学原则	很好	较好	一般	未达标
	7. 沟通：及时有效，关爱体贴	很好	较好	一般	未达标
	主要的优点与不足（如技术的重要原则与难点、服务意识、沟通宣教等）				
指导老师的评分及建议：					
百问不厌——如果你对本学习内容有什么疑问，请在这里留言：					

四、进阶练习

为脑出血病人进行床上洗发应该注意哪些问题？

五、评分标准（见表2.6）

表2.6 床上洗发操作评分标准

评分项目		分值	评分内容	评分	扣分
核 对		2	护嘱，病人的床号、姓名	2	
评 估		5	病人的病情、自理能力、个人卫生习惯、心理反应、合作程度等	2	
			病人的头发及周围皮肤状况	3	
计划	操作者	4	服装1，仪表1，洗手、戴口罩2	4	
	物品	8	齐全（缺1项扣1分）、水温合适2	6	
			排列有序	2	
	病人	3	查对1、解释1（内容、技巧）、问"二便"1	3	
	环境	5	调室温1、关门窗/遮挡1、移桌椅1、用物摆放合理2	5	
实施	安置体位	12	移枕、垫巾、折领、围颈	各1.5	
			助仰/斜卧、置槽、塞耳、遮眼	各1.5	
	洗 发	30	湿发：方法2、湿透3	5	
			涂液：适量	3	
			揉搓：指腹3、力度3、效果4	10	
			梳发：动作1、脱发处理1	2	
			冲发：方法5、效果5（干净、水不湿衣单、地面、眼耳）	10	
	撤槽	8	撤：眼遮1、耳塞1	2	
			擦脸1、包头2	3	
			撤槽1、助平卧2	3	
	干 发	4	擦干/吹干	2	
			梳理、撤巾	各1	
	整理记录	6	病人：体位舒适、衣裤拉平	2	
			病床单元：整洁、桌椅归原	1	
			用物：分类处理、归原	1	
			环境：开门窗/遮挡	1	
			记录：病人的反应及护理的效果	1	
评价	操作质量	10	动作轻稳、注意节力	缺1项扣2~3分	
			操作有序、不湿衣单		
			观察细心、沟通良好		
			头发清洁、安全舒适		
	相关知识	3	熟悉相关知识	3	
	操作时间		完成时间20 min，超时1 min扣2~3分		
总 分		100	病人眼睛、耳朵进水，床单位打湿扣10分	得分	

第三节 皮肤护理

一、学习任务

（1）能对脑出血病人的病情、皮肤、自理能力等情况进行评估，确定病人床上擦浴的频率和持续时间。

（2）能对脑出血病人的病情、合作能力、皮肤、体重等情况进行评估，确定更换床单的频次、方法和人力。

（3）能正确实施床上擦浴和为卧床病人更换床单的护理技术操作。

（4）结合其他护理措施为压疮高危病人预防压疮。

（5）关爱病人，能够及时解决病人的不适及家属的疑问，进行合适的健康教育。

（6）互学共进，培养医护、护士间的团队合作精神。

二、护理情境

李梅，女，34岁，2天前出现头痛伴恶心、呕吐，肢体麻木4 h，在当地医院行CT检查未见明显异常。给予输液治疗，随后症状减轻。现突发意识不清伴肢体抽搐，来我院就诊，CT检查示多发脑内血肿，既往无高血压病史，9年前有葡萄胎流产史。拟"脑出血"收治入院。

入院查血常规、PT/APTT/血小板均在正常范围内。

经脱水治疗后病人病情好转，意识恢复。

病人生活不能自理，已多日未洗澡。主管护师王艳在查房过程中发现病人的床单潮湿且有碎屑，开出护嘱"床上擦浴"，拟为她更换清洁被单。见表2.7。

表2.7 基础护理护嘱单

病区：神经内科　　　　　　　　　　　　　　　　　　日期：2012-07-17

病人信息			护嘱内容	开护嘱者	执行情况		
床号	姓名	住院号			时间/签名	时间/签名	时间/签名
1	李梅	68479	床上擦浴 qd	王艳	15：00 / 林红		

三、工作过程

1. 思考与准备

（1）该病人为何不能进行沐浴？哪些病人不适宜进行沐浴？哪些病人不适宜床上擦浴？

（2）用物准备（请用图的方式简要地表示上述操作合理的用物摆放方法）。

2. **具体操作流程**（见图2.3、图2.4）

床上擦浴操作流程参考温馨用语

（贯穿在整个操作中，注意面带笑容）

解释：您好！请问方便告诉我您的名字吗？您现在不能自己洗澡，我来帮您擦擦身，好吗？您躺着就行了，请您配合一下。

问"二便"：请问您需要大小便吗？

擦洗时：请问力度合适吗？还有哪里痒吗？您不用客气，有不舒服请及时告诉我。

泡足时：您感觉怎样？水温可以吗？

擦浴完毕：现在擦完了，感觉舒服吗？有需要可随时呼叫我，我会经常来看望您的。

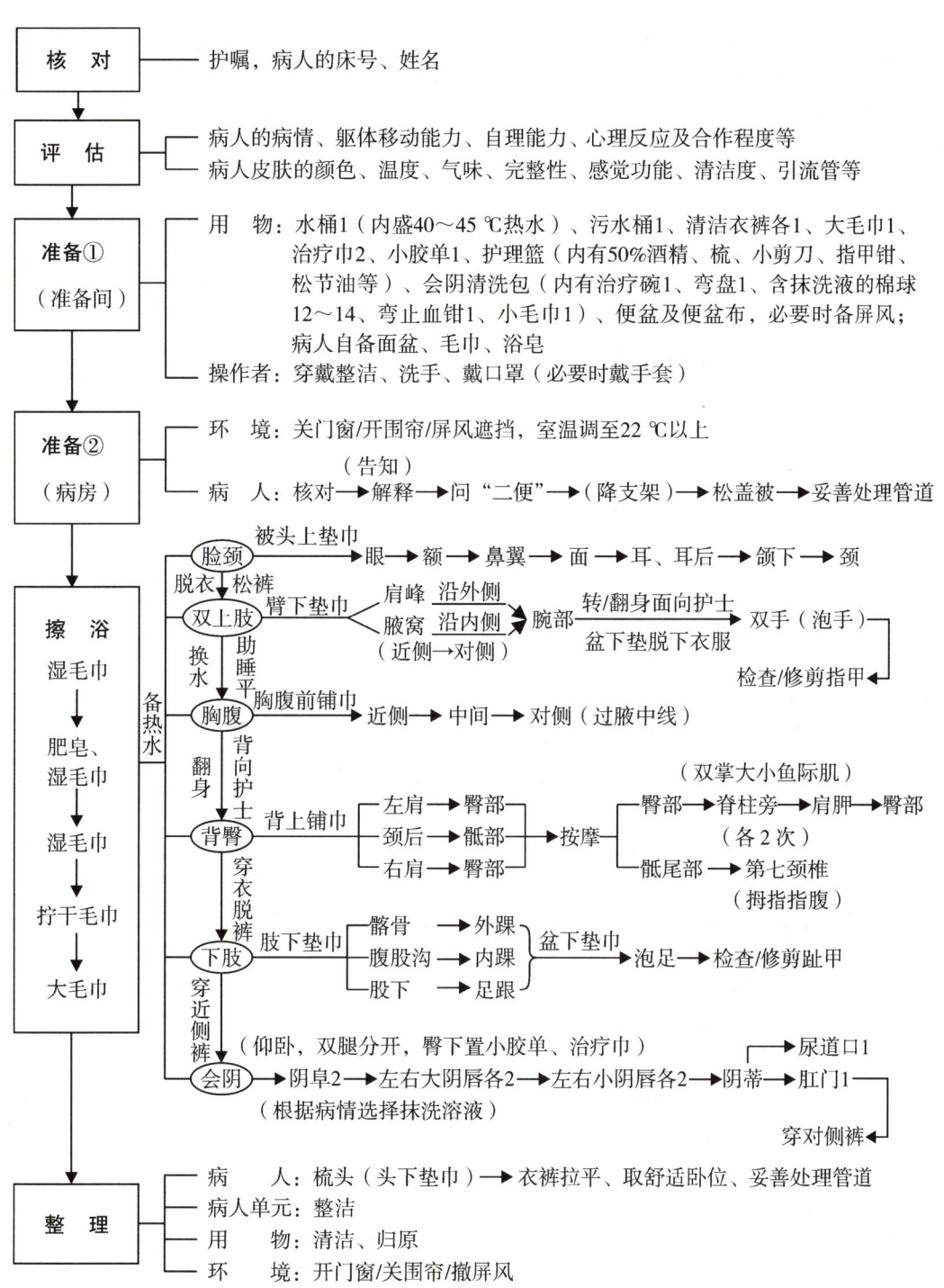

图 2.3 床上擦浴操作流程

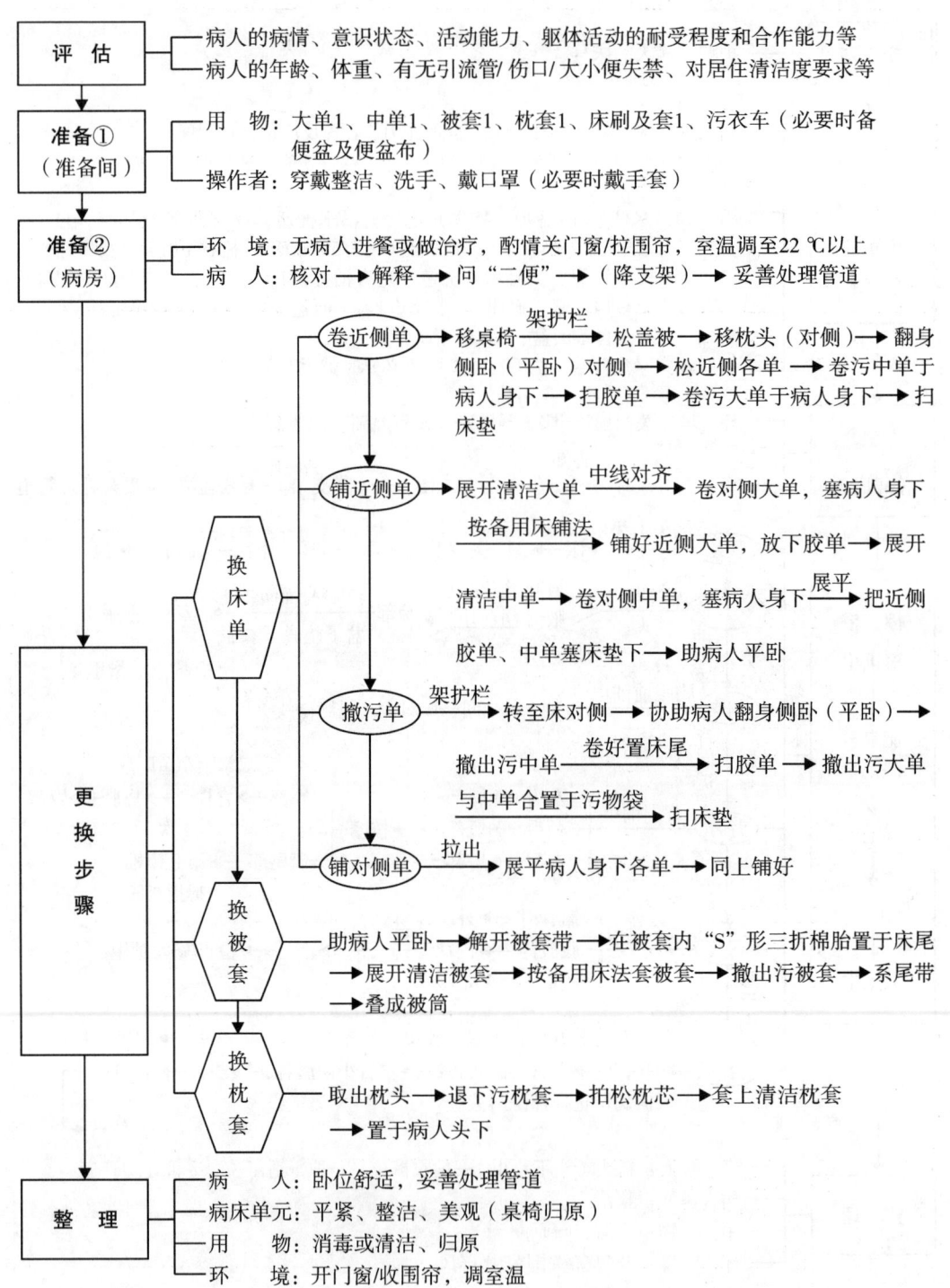

图 2.4 为卧床病人更换床单操作流程

第二章 脑出血病人的清洁护理

为卧床病人更换床单操作流程参考温馨用语

（贯穿在整个操作中，注意面带笑容）

解释：您好！您的床单用了几天了，上面有些污渍，我来帮您换一下，好吗？您躺着就行了，请您配合一下。

问"二便"：请问您需要大小便吗？

更换时：现在需要您保持这个姿势，我会尽快完成的，有不舒服请及时告诉我。

更换完毕：现在换好了，需要我帮您换个姿势吗？好的，有需要可随时呼叫我，我会经常来看望您的。

3. 回顾与反思（见表2.8）

表2.8 床上擦浴、更换床单操作回顾与反思

操作项目	技术的重要原则	各项原则完成情况的自我评分			
床上擦浴	1. 查对	很好	较好	一般	未达标
	2. 安全：操作前评估，操作中病情观察，单人操作时架起床栏，妥善处理伤口和各种管道	很好	较好	一般	未达标
	3. 清洁：擦洗有序到位，擦净肥皂液，及时换水	很好	较好	一般	未达标
	4. 舒适：减少翻动病人次数，动作轻柔	很好	较好	一般	未达标
	5. 保暖和隐私保护：控制室温和水温，围帘遮挡，擦洗时大毛巾遮盖减少暴露，控制擦洗时间，及时穿衣裤	很好	较好	一般	未达标
	6. 沟通：及时有效，关爱体贴	很好	较好	一般	未达标
	7. 节力：用物摆放合理，运用人体力学原则	很好	较好	一般	未达标
	主要的优点与不足（如技术的重要原则与难点、服务意识、沟通宣教等）				
为卧床病人更换床单	1. 安全：操作前评估，操作中病情观察，单人操作时架起床栏，妥善处理伤口和各种管道	很好	较好	一般	未达标
	2. 清洁：湿扫床单位（一床一扫），清洁被服与污被服不接触，污被服放入污衣袋	很好	较好	一般	未达标
	3. 保暖：控制室温，盖被	很好	较好	一般	未达标

(续表2.8)

操作项目	技术的重要原则	各项原则完成情况的自我评分
为卧床病人更换床单	4. **舒适**：减少翻动病人次数，动作轻稳	很好　较好　一般　未达标
	5. **沟通**：及时有效，关爱体贴	很好　较好　一般　未达标
	6. **节力**：用物摆放合理，运用人体力学原则	很好　较好　一般　未达标
	主要的优点与不足（如技术的重要原则与难点、服务意识、沟通宣教等）	
指导老师的评分及建议：		
百问不厌——如果你对本学习内容有什么疑问，请在这里留言：		

四、进阶练习

为脑出血后昏迷病人进行皮肤护理要注意哪些问题？

五、评分标准（见表2.9、表2.10）

表2.9　床上擦浴操作评分标准

评分项目		分值	评分内容	评分	扣分
核对		2	护嘱，病人的床号、姓名	2	
评估		5	病人病情、自理能力、合作程度等 病人皮肤的颜色、温度、完整性、清洁度等	3 2	
计划 准备① 准备② （病室）	操作者	2	服装、仪表、洗手、戴口罩	各0.5	
	物品	5	齐全（缺1项扣1分） 水量、水温 摆放合理	2 各1 1	
	环境	2	关门窗/开围帘/遮屏风、调室温	各1	
	病人	4	查对 解释（内容、技巧）、问"二便" 放支架、松盖被	1 各1 1	
实施	洗脸颈	5	垫巾1、擦洗2、效果2	5	
	擦上肢	9	脱衣2、松裤1 垫巾、擦洗、效果	3 各2	
	泡手	5	翻身、垫巾、泡洗、效果、查/剪指甲	各1	
	擦胸腹	9	铺巾、擦洗、效果	各3	
	擦背臀	12	翻身、铺巾、擦洗、效果 按摩、穿衣	各2 各2	
	擦下肢	8	脱裤、垫巾、擦洗、效果	各2	
	泡足	4	垫巾、泡洗、效果、查/剪趾甲	各1	
	会阴抹洗	8	垫巾、抹洗、效果、穿裤	各2	
	梳头	3	垫巾、方法、效果	各1	
	整理	4	病人：体位舒适、衣裤拉平 物品：清理、归原 病床单元：整洁 环境：开门窗/关围帘/撤屏风	1 1 1 1	
评价	整体要求	10	关心体贴、注意观察、持巾法好、干湿适宜 动作轻稳、擦洗有序、较少暴露、不湿衣单 酌情换水、效果确切	缺1项 扣2～ 3分	
	相关知识	3	熟悉相关知识	3	
	操作时间		完成时间40 min，超时1 min扣2分		
总分		100	未注意保暖及保护病人隐私扣10分	得分	

表2.10 为卧床病人更换床单操作评分标准

评分项目			分值	评分内容	评分	扣分
评估			5	病人的病情、意识状态、活动能力、耐受力等 病人的年龄、体重、对居住清洁度要求等	3 2	
计划	准备①	操作者	3	服装1、仪表1，洗手、戴口罩1	3	
		物品	6	齐全（缺1项扣1分） 折叠准确2、摆放有序1	3 3	
	准备②	环境	2	酌情关门窗/调室温、无人进食或进行治疗	各1	
		病人	6	查对 解释（内容1、技巧1）、问"二便"1 放支架1、妥善处理各引流管1	1 3 2	
实施	换床单		32	架护栏（必要时）、松盖被、移枕头 翻身方法正确、注意病人安全、卧位舒适 逐层松单、卷单及塞单方法正确2 扫胶单、扫床垫方法正确 按序开单 床单四角铺法正确 铺大单、中单的效果（平整紧实，中线对齐） 污单取出方法正确2、放置合理1 观察病人反应、适时解释指导和处理突发情况	各1 各1 3 各1 2 4 各5 3 2	
	换被套		20	换被套方法正确 取污被套方法正确 被筒对齐2、整齐美观3 被头和四角充实5、高度适宜1 注意病人保暖2、减少暴露1	3 3 5 6 3	
	换枕套		8	取出污枕套方法正确 换清洁枕套方法正确 枕头放置方法正确 四角充实2、开口背门1	2 2 1 3	
	整理		5	病人：体位舒适、无不适感 物品：消毒或清洁、归原 病床单元：平紧、整洁、美观（桌椅归原） 环境：酌情开门窗/收围帘、调好室温	1 2 1 1	
评价	操作质量		10	病人舒适、体位适宜 关心体贴、注意观察、安全到位 动作轻稳、熟练、节力、条理性强 床铺平紧、美观、实用	2 3 3 2	
	相关知识		3	熟悉相关知识	3	
	操作时间			完成时间18 min，超时1 min扣3分		
总分			100	①未对有坠床危险的病人采取措施扣10分；②污被单污染清洁被单扣10分	得分	

（佘淑娴　张群）

第三章　脑出血后偏瘫病人的被动关节活动

一、学习任务

（1）能对脑出血后偏瘫病人的活动情况进行初步评估。
（2）能根据病人的情况熟练地安置卧位，维持关节功能位。
（3）能根据病人的病情协助病人进行全范围关节活动（ROM，range of motion）。
（4）关爱病人，能够及时解决病人的疑问，进行合适的健康教育。
（5）互学共进，培养医护、护士间的团队合作精神。

二、护理情境

李健，男，72岁，既往有高血压病史15年，10天前用力排便后意识丧失由家人送入院。诊断为脑出血，经止血、调控血压、控制脑水肿、控制感染等治疗后，病人进入恢复期。现病人左侧肢体瘫痪，活动困难，生活不能自理，躁动不安，治疗不合作，并出现头痛，入睡差。护嘱见表3.1。

表3.1　基础护理护嘱单

病区：神经内科　　　　　　　　　　　　　　　　　日期：2012 - 07 - 15

病人信息			护嘱内容	开护嘱者	执行情况		
床号	姓名	住院号			时间/签名	时间/签名	时间/签名
1	李健	46867	翻身 q2h	林红			
1	李健	46867	被动关节活动 bid	林红			

三、工作过程

1. 思考与准备

为了让李伯伯感到舒适同时避免压疮，根据上述护嘱我们需要每2 h为他翻身1次，请问适合他的卧位有哪些（用图或文字描述）？

2. **具体操作流程**（见图3.1）

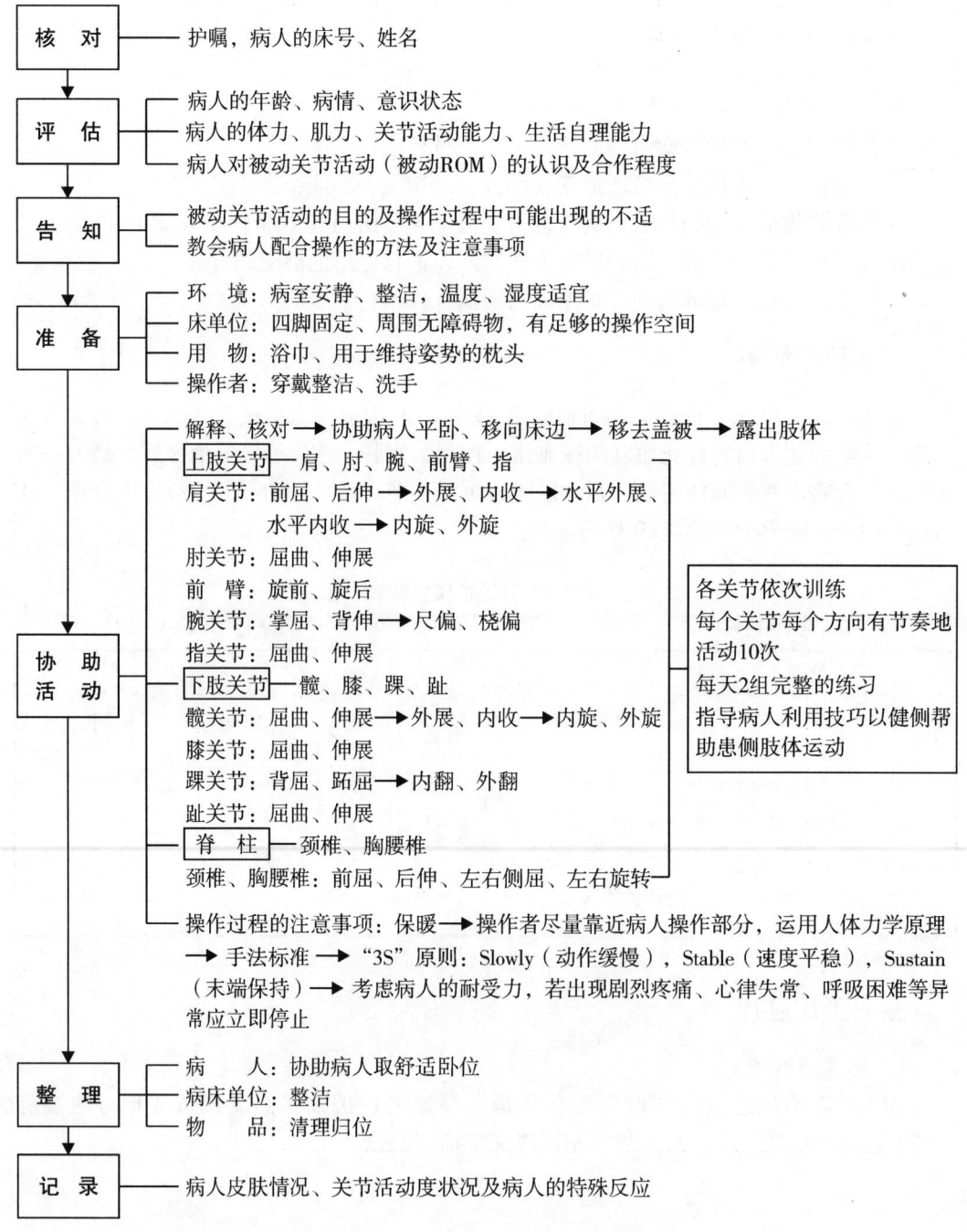

图3.1 被动关节活动操作流程

被动关节活动操作流程参考温馨语言

（贯穿在整个操作中，注意面带笑容）

查对、解释：您好！请问方便告诉我您的名字吗？李大爷，您这几天情况好多了，您左侧暂时不能活动，我帮您活动一下好吗？

操作前：现在我先帮您移到我这边，然后再开始活动您的关节，过程中如果您有疼痛、心慌、呼吸困难等不舒服，请及时告诉我好吗？

操作中：现在我帮您活动……关节。

操作后：李大爷，现在帮您活动完左侧的肢体了，平常您也可以用右侧的身体带动左侧活动。您这样躺着舒服吗？如果有需要，请按铃，我会及时过来的。

3. 回顾与反思（见表3.2）

表3.2 被动关节活动操作回顾与反思

操作项目	技术的重要原则	各项原则完成情况的自我评分			
被动关节活动（ROM）	1. 查对	很好	较好	一般	未达标
	2. 病情观察：活动前的评估，过程中观察	很好	较好	一般	未达标
	3. 保护关节：手法标准，"3S"原则（Slowly——动作缓慢，Stable——速度平稳，Sustain——末端保持），无损伤	很好	较好	一般	未达标
	4. 节力原则：靠近病人，利用人体力学原则	很好	较好	一般	未达标
	5. 沟通：及时有效，关爱体贴	很好	较好	一般	未达标
	主要的优点与不足（如技术的重要原则与难点、服务意识、沟通宣教等）				
指导老师的评分及建议：					
百问不厌——如果你对本学习内容有什么疑问，请在这里留言：					

四、进阶练习

（1）作为李伯伯的主管护士，除了"定时翻身"及"被动关节活动"两项护嘱，你认为还应添加哪些呢？

（2）假设你将在社区对病人家属进行"长期卧床病人的家庭护理"的健康教育，你认为哪些是重点的宣教内容？你将以哪些方式来开展教学？

五、评分标准（见表3.3）

表3.3 被动关节活动操作评分标准

评分项目		分值	评分内容	评分	扣分
核 对		2	护嘱，病人的床号、姓名	2	
评 估		7	病人的年龄、病情、意识状态	2	
			病人的体力、肌力、关节活动能力、生活自理能力	3	
			病人对被动关节活动的认识及合作程度	2	
计划	操作者	2	服装、仪表、洗手	2	
	物 品	3	齐全（缺1项扣1分）	2	
			摆放合理	1	
	环 境	4	安静、整洁、温度适宜、光线充足	2	
			床单位：四脚固定、周围有足够操作空间	各1	

（续表3.3）

评分项目		分值	评分内容	评分	扣分
实施	病人	7	查对 告知：内容、技巧 备体位：仰卧位、方法、移去盖被	2 各1 各1	
	协助活动	53	保暖：根据室温及病人反应 节力原则：操作者尽量靠近病人操作部分，运用人体力学原理 方法：依次对肩、肘、前臂、腕、指、髋、膝、踝、趾、颈椎、胸腰椎11个关节的各个方向进行被动活动，每组可有节律地做10次完整的练习 手法标准 "3S"原则：Slowly（动作缓慢），Stable（速度平稳），Sustain（末端保持） 病情观察 特殊情况的处理（可口述）	2 5 22（各关节2分） 10 各3分 3 2	
	整理	4	病人：卧位舒适 病床单元：整洁 物品：归原、清理	2 1 1	
	观察记录	5	病人皮肤情况、关节活动度状况及病人的特殊反应 记录正确（可口述）、签名	3 各1	
评价	操作质量	10	关心体贴、注意观察 动作轻稳、手法标准 活动有序、节力保护 安全有效、沟通良好	缺1项扣2～3分	
	相关知识	3	熟悉相关知识	3	
	操作时间		完成时间30 min（视病人情况而定），超时1 min扣0.5分		
总 分		100		得分	

（黄敏娟）

第四章 破伤风病人的护理

第一节 无菌技术

一、学习任务

(1) 能够对破伤风病人的病情及伤口情况进行初步评估。
(2) 能够熟练运用无菌技术为病人准备无菌换药盘。
(3) 关爱隔离病人及其家属,及时解决疑问,进行合适的健康教育和心理疏导。
(4) 互学共进,培养医护、护士间的团队合作精神。

二、护理情境

赵宏伟,男,53岁,1周前因工作不小心被锐物划伤左足背,伤口流血,疼痛,自行简单止血包扎。后伤口红肿范围扩大,1天前出现乏力、头晕,休息后无减轻,3 h前出现张口吃饭困难,脖子后仰,四肢发硬,继而出现面肌抽搐,呼吸困难,为求治疗入院。

查体:体温38.6 ℃,呼吸26次/分,脉搏112次/分,血压126/76 mmHg。神志清,苦笑面容,颈项强直,角弓反张,呼吸急促。

辅助检查:白细胞计数12.4×10^9/L,乳酸0.24 mmol/L,血小板计数310×10^9/L,肌酐61 μmol/L,血糖7.98 mmol/L。

诊断:破伤风感染。

李明医生开医嘱见表4.1。

表4.1 长期医嘱单

姓名:赵宏伟 性别:男 年龄:53岁 病区:感染科 床号:1床 住院号:46867

开始		医嘱	医师签名	执行护士签名	停止			
日期	时间				日期	时间	医师签名	执行护士签名
9月10日	9:00	伤口换药 qd	李明		9月14日	9:00	李明	

三、工作过程

1. 思考与准备

(1) 在执行上述医嘱前,你会评估病人的哪些情况?如何评估?

(2）用物准备（请用图的方式简要地表示本操作合理的用物摆放方法）。

2. **具体操作流程**（见图 4.1）

无菌技术操作流程参考温馨用语
（贯穿在整个操作中，注意面带笑容） 操作前：尊敬的各位老师，你们好，我现在进行的操作是无菌技术，治疗室 30 min 前已通风，环境符合无菌操作原则，操作者符合操作要求，操作物品均在有效期内，现在开始操作。 操作后：（洗手、脱口罩）治疗车下物品按医疗废物管理条例进行分类处理。

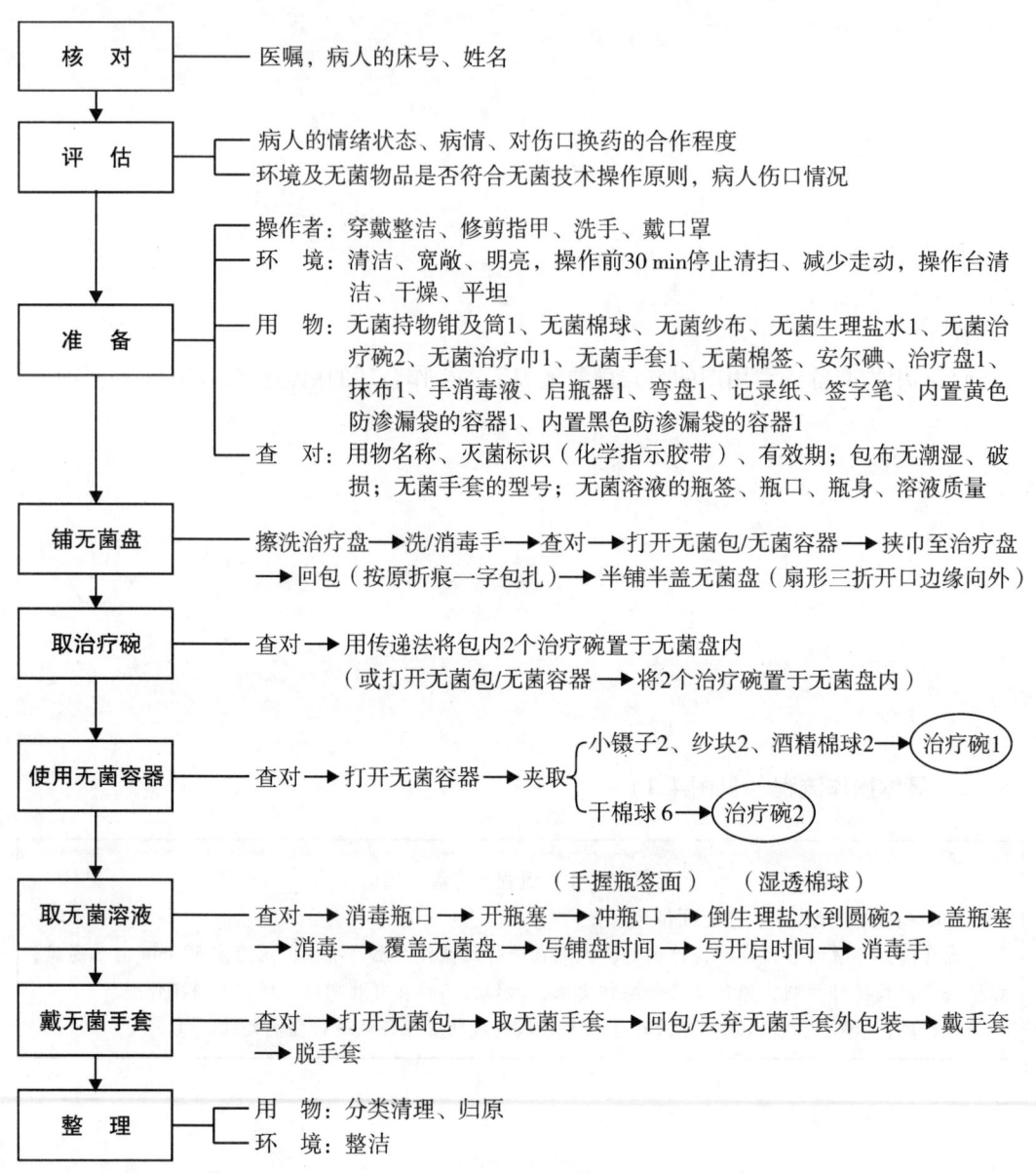

图4.1　无菌技术操作流程（无菌治疗盘内盛伤口换药物品1份）

3. 回顾与反思（见表 4.2）

表 4.2 无菌技术操作回顾与反思

操作项目	技术的重要原则	各项原则完成情况的自我评分
无菌技术	1. **严格遵守无菌原则**：无菌观念强，具有慎独精神	很好　较好　一般　未达标
	2. **无菌持物钳的使用**：手持钳上 1/3，取放时钳端闭合；未触及溶液面以上或罐口边缘；使用时保持钳端向下；在腰部以上未触及非无菌区	很好　较好　一般　未达标
	3. **无菌包的使用**：开包时妥善处理系带；开包、回包时，手不可触及包布内面；取物无跨越；准确注明开包日期及时间；回包时系带横向缠绕	很好　较好　一般　未达标
	4. **铺无菌盘**：无菌巾位置恰当；无菌巾上物品放置有序，取用方便；夹取、放置无菌物品时，手臂未跨越无菌区；操作中无菌巾内面未被污染；放入无菌物品后上下两层的边缘对齐	很好　较好　一般　未达标
	5. **取无菌溶液**：手未触及瓶口及瓶盖内面；旋转冲洗瓶口；倾倒溶液时，瓶签未浸湿，液体未溅至无菌盘	很好　较好　一般　未达标
	6. **戴、脱无菌手套**：涂滑石粉未洒落于手套及无菌区内，戴、脱手套时没有污染，操作时保持在腰部或操作台面以上	很好　较好　一般　未达标
	主要的优点与不足（如技术的重要原则与难点、服务意识、沟通宣教等）	

指导老师的评分及建议：

百问不厌——如果你对本学习内容有什么疑问，请在这里留言：

四、进阶练习

破伤风是由于破伤风杆菌侵入人体伤口引起的一种特异性感染。破伤风的主要临床症状有哪些？如何和化脓性脑膜炎、狂犬病作鉴别性诊断？

五、评分标准（见表4.3）

表4.3 无菌技术操作评分标准

评分项目		分值	评 分 内 容	评分	扣分
核 对		2	医嘱，病人的床号、姓名	2	
评 估		4	病人的情绪状态、病情、伤口情况、对伤口换药的合作程度	2	
			环境与物品是否符合无菌操作要求	2	
计划	操作者	2	服装、仪表、洗手、戴口罩	各0.5	
	物品	6	齐全（缺1项扣1分）	4	
			摆放合理	2	
实施	打开无菌包	13	检查名称、灭菌日期、化学指示胶带、包装	2	
			开包方法	4	
			未用完物品：回包2、写开包时间1	3	
			递送物品方法	4	
	无菌持物钳使用	10	手持方法正确	2	
			取、放钳端闭合向下，不污染	3	
			用时不倒举、不污染	3	
			用后放回原处、就近使用	2	
	铺无菌盘	12	抹盘、消毒手	2	
			取、铺治疗巾方法	2	
			治疗巾扇形折叠整齐、开口边缘向外	2	
			无菌物品放置合理	2	
			边缘折叠整齐1、方法正确2	3	
			注明铺盘时间	1	

(续表4.3)

评分项目		分值	评分内容	评分	扣分
实施	无菌容器使用	9	开盖方法1、用后盖严1 取、放物品不触及无菌容器边缘 物品取出后不放回 取出物品放置合理 注明开启时间	2 2 2 2 1	
	取无菌溶液	15	查溶液：瓶签、瓶口、瓶身、溶液质量 消毒瓶口1、开盖方法3 倒液方法：冲瓶口、倒溶液 盖瓶盖方法1、消毒瓶口方法1 注明开启时间	各1 4 各2 2 1	
	戴无菌手套	14	检查名称、灭菌日期、型号、包装 取、用滑石粉方法 取、戴手套方法 脱手套方法4、用后处理1	2 1 6 5	
	整理	3	物品归原1、污物处理2	3	
评价	操作质量	10	操作稳、准、有序、按质完成，无菌观念强	各2	
	操作时间		完成时间8 min，超时1 min扣2分		
总分		100	①污染扣10分，污染后更换扣2分；②跨越无菌区1次扣2分	得分	

第二节 隔 离 技 术

一、学习任务

（1）能够对破伤风病人进行初步评估，选择合适的隔离种类。
（2）能够根据隔离种类，熟练运用各种隔离技术，如穿脱隔离衣、使用避污纸等。
（3）关爱隔离病人及其家属，及时解决疑问，进行合适的健康教育和心理疏导。
（4）互学共进，培养医护、护士间的团队合作精神。

二、护理情境

赵宏伟，男，53岁，1周前因工作不小心被锐物划伤左足背，伤口流血，疼痛，自行简单止血包扎。后伤口红肿范围扩大，1天前出现乏力、头晕，休息后无减轻，3 h前，出现张口吃饭困难，脖子后仰，四肢发硬，继而出现面肌抽搐，呼吸困难，为求治疗入院。

查体：体温 38.6 ℃，呼吸 26 次/分，脉搏 112 次/分，血压 126/76 mmHg。神志清，苦笑面容，颈项强直，角弓反张，呼吸急促。

辅助检查：白细胞计数 12.4×10^9/L，乳酸 0.24 mmol/L，血小板计数 310×10^9/L，肌酐 61 μmol/L，血糖 7.98 mmol/L。

诊断：破伤风感染。

李明医生开医嘱见表4.4。

表4.4 长期医嘱单

姓名：赵宏伟　性别：男　年龄：53岁　病区：感染科　床号：1床　住院号：46867

开始		医嘱	医师签名	执行护士签名	停止			
日期	时间				日期	时间	医师签名	执行护士签名
9月10日	9：00	伤口换药 qd	李明		9月14日	9：00	李明	

三、工作过程

1. 思考与准备

（1）用物准备（请用图的方式简要地表示本操作合理的用物摆放方法）。

（2）根据医嘱要为赵先生进行伤口换药，操作者应如何避免感染？

2. 具体操作流程（见图4.2）

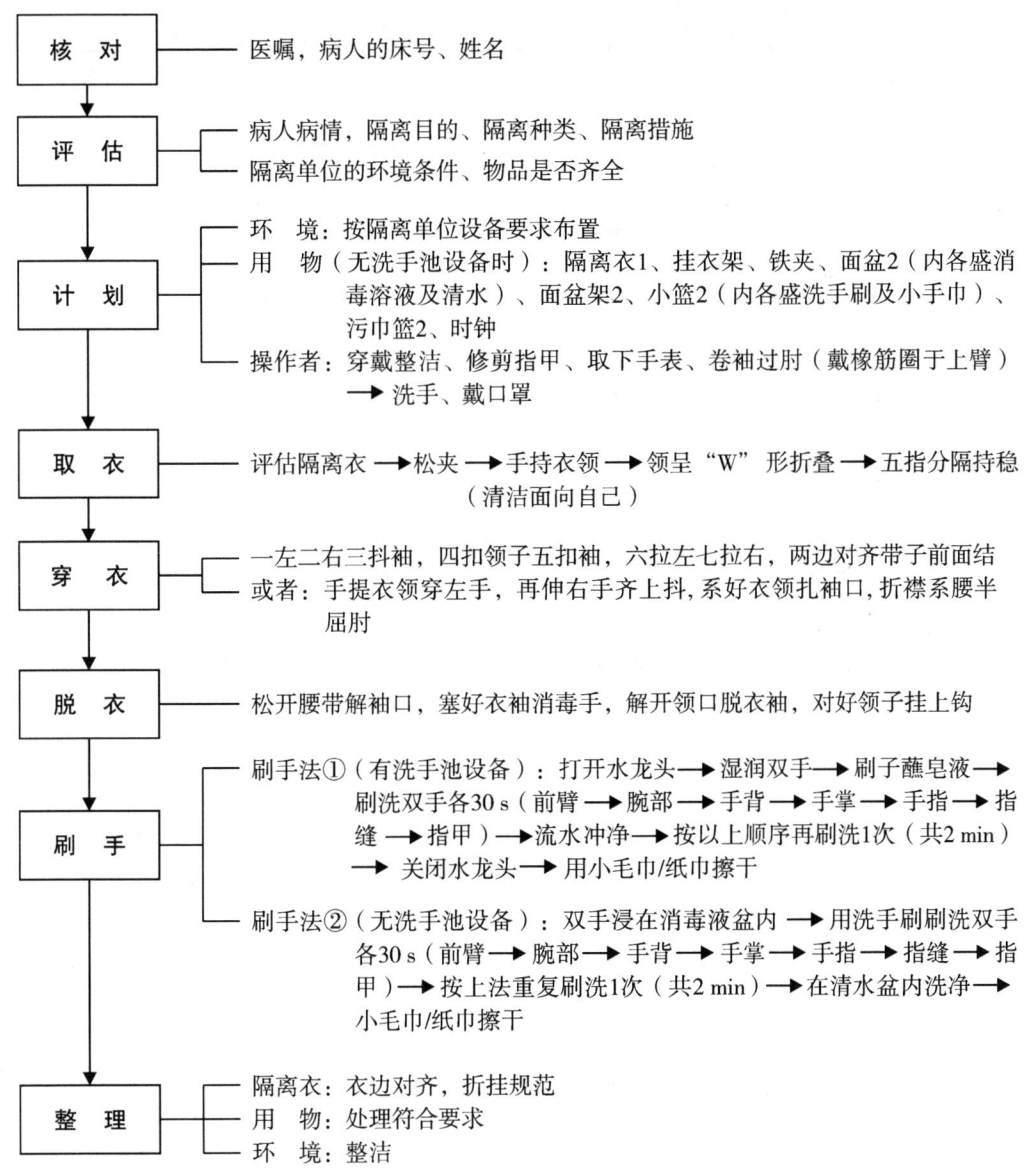

核对 —— 医嘱，病人的床号、姓名

评估 —— 病人病情，隔离目的、隔离种类、隔离措施
　　　　 隔离单位的环境条件、物品是否齐全

计划 —— 环　境：按隔离单位设备要求布置
　　　　 用　物（无洗手池设备时）：隔离衣1、挂衣架、铁夹、面盆2（内各盛消毒溶液及清水）、面盆架2、小篮2（内各盛洗手刷及小手巾）、污巾篮2、时钟
　　　　 操作者：穿戴整洁、修剪指甲、取下手表、卷袖过肘（戴橡筋圈于上臂）→ 洗手、戴口罩

取衣 —— 评估隔离衣 → 松夹 → 手持衣领 → 领呈"W"形折叠 → 五指分隔持稳（清洁面向自己）

穿衣 —— 一左二右三抖袖，四扣领子五扣袖，六拉左七拉右，两边对齐带子前面结
　　　　 或者：手提衣领穿左手，再伸右手齐上抖，系好衣领扎袖口，折襟系腰半屈肘

脱衣 —— 松开腰带解袖口，塞好衣袖消毒手，解开领口脱衣袖，对好领子挂上钩

刷手 —— 刷手法①（有洗手池设备）：打开水龙头 → 湿润双手 → 刷子蘸皂液 → 刷洗双手各30 s（前臂 → 腕部 → 手背 → 手掌 → 手指 → 指缝 → 指甲）→ 流水冲净 → 按以上顺序再刷洗1次（共2 min）→ 关闭水龙头 → 用小毛巾/纸巾擦干
　　　　 刷手法②（无洗手池设备）：双手浸在消毒液盆内 → 用洗手刷刷洗双手各30 s（前臂 → 腕部 → 手背 → 手掌 → 手指 → 指缝 → 指甲）→ 按上法重复刷洗1次（共2 min）→ 在清水盆内洗净 → 小毛巾/纸巾擦干

整理 —— 隔离衣：衣边对齐，折挂规范
　　　　 用　物：处理符合要求
　　　　 环　境：整洁

图4.2　穿脱隔离衣操作流程

穿脱隔离衣操作流程参考温馨用语

（贯穿在整个操作中，注意面带笑容）

操作前：尊敬的各位老师你们好，我现在进行的操作是穿脱隔离衣。环境宽敞明亮，操作者符合操作要求，洗手设备齐全，隔离衣无破洞、无潮湿，在24 h内，现在开始操作。

操作后：（洗手、脱口罩）隔离衣未被污染，可以继续使用。其他用物按医疗废物管理条例分类处理。

3. 回顾与反思（见表4.5）

表4.5 隔离技术操作回顾与反思

操作项目	技术的重要原则	各项原则完成情况的自我评分			
隔离技术	1. **严格遵守隔离原则**：隔离观念强，有慎独精神	很好	较好	一般	未达标
	2. **使用口罩、帽子**：戴、脱方法正确；口罩不戴时未悬挂于胸前；保持口罩、帽子的清洁、干燥，并定时更换	很好	较好	一般	未达标
	3. **穿隔离衣**：隔离衣长短合适；扣领口时衣袖未污染面部或颈部；后侧边缘对齐，折叠处不松散；衣领始终未被污染	很好	较好	一般	未达标
	4. **使用避污纸**：取用方法正确，保持双手或物品不被污染	很好	较好	一般	未达标
	5. **刷手**：未被污染的干净的刷子、水龙头、洗手液；刷洗有序、全面，隔离衣未溅湿	很好	较好	一般	未达标
	6. **脱隔离衣**：衣领保持清洁；未碰及隔离衣的污染面；衣边对齐，折挂规范	很好	较好	一般	未达标
	主要的优点与不足（如技术的重要原则与难点、服务意识、沟通宣教等）				

指导老师的评分及建议：

百问不厌——如果你对本学习内容有什么疑问，请在这里留言：

四、进阶练习

隔离是以切断传播途径为依据制定措施的，按传播途径不同分为几种？破伤风属于其中的哪种？其隔离的主要措施有哪些？

五、评分标准（见表4.6）

表4.6 穿脱隔离衣操作评分标准

评分项目		分值	评 分 内 容	评分	扣分
核 对		2	医嘱，病人的床号、姓名	2	
评 估		5	隔离单位的环境条件 病人病情、隔离种类、隔离措施	2 3	
计划	操作者	7	服装、仪表 卷袖过肘、脱下手表、指甲不长 洗手、戴口罩	各1 各1 各1	
	物品	6	齐全（缺1项扣1分） 摆放合理	4 2	
实施	取隔离衣	5	评估隔离衣及取隔离衣方法 清洁面向自己	3 2	
	穿隔离衣	25	穿衣袖方法，不污染 系好领扣，无污染 扣袖口方法，无污染 后襟对齐折叠方法，不污染 扎/扣腰带方法、位置	5 5 5 5 5	
	脱隔离衣，消毒手	35	解腰带并打活结 解袖口、掖袖方法、范围 取避污纸方法 刷手：范围、顺序、方法、时间 洗手刷用后放置 小毛巾擦手方法 解衣领方法 脱袖方法 双手退出脱衣方法 折衣方法	2 各2 2 各3 1 2 3 2 3 2	
	整 理	5	隔离衣：衣边对齐，折挂规范 用物：处理符合要求 环境：整洁	2 2 1	
评价	操作质量	10	操作熟练、准确 洗手不湿地面、不湿衣 隔离观念强	缺1项 扣2分	
	操作时间		完成时间8 min，超时1 min扣2分		
总 分		100	污染扣10分，污染后能正确处理扣2分	得分	

（王洋）

第五章　发热病人的冷疗护理

一、学习任务

（1）能够对发热病人进行初步评估。
（2）能够根据模拟临床情境正确选择合适的冷疗技术。
（3）能够正确实施冷疗的技术操作。
（4）关爱病人，能够及时解决病人的疑问，进行合适的健康教育。
（5）工作严谨负责，注意安全。

二、护理情境

张兰，女，37岁，因"发热3天"于上午9时入院。3天前她从外地出差返回后，出现畏寒，全身酸痛乏力症状，自服感冒药和抗生素无好转，每天的体温为39～40 ℃。入院时体温40 ℃，脉搏108次/分，呼吸24次/分，血压120/80 mmHg，神志清楚，面色潮红，口唇干裂，精神不振，食欲差。

医嘱：立即进行物理降温，见表5.1。

表 5.1　临时医嘱单

姓名：张兰　性别：女　年龄：37岁　病区：呼吸内科　床号：1床　住院号：46867

日期	时间	医　嘱	医师签名	执行时间	执行护士签名
8月5日	9：30	物理降温	李伟		

三、工作过程

1. 思考与准备

（1）9：30张女士体温39.6 ℃，报告医生后遵医嘱予物理降温。你想到的冷疗方法有哪些？你会采用哪种冷疗技术？为什么？

（2）执行操作前你会评估病人的哪些情况？

（3）用物准备（请用图的方式简要地表示本操作合理的用物摆放方法）。

2. 具体操作流程（乙醇/温水擦浴）（见图5.1）

乙醇/温水擦浴操作流程参考温馨用语

（贯穿在整个操作中，注意面带笑容）

解释：您好！请问方便告诉我您的名字吗？因您发热，我现在来帮您擦擦身，使体温降下来！请问您现在需要我协助您大小便吗？

置冰袋、热水袋时：现在把冰袋给您敷上，这样可以加强降温效果，热水袋放您脚下，使您舒服些，您感觉怎样？

脱/穿衣时：现在为您脱下/穿上衣服，请您配合一下。

翻身时：我来帮您把身体转向左侧，请您配合一下。

擦浴后：现在已经帮您擦完身，您感觉好一点了吗？谢谢您的配合！我先把热水袋取下，冰袋让您继续敷，半小时后我会来给您测量体温的，您好好休息吧！

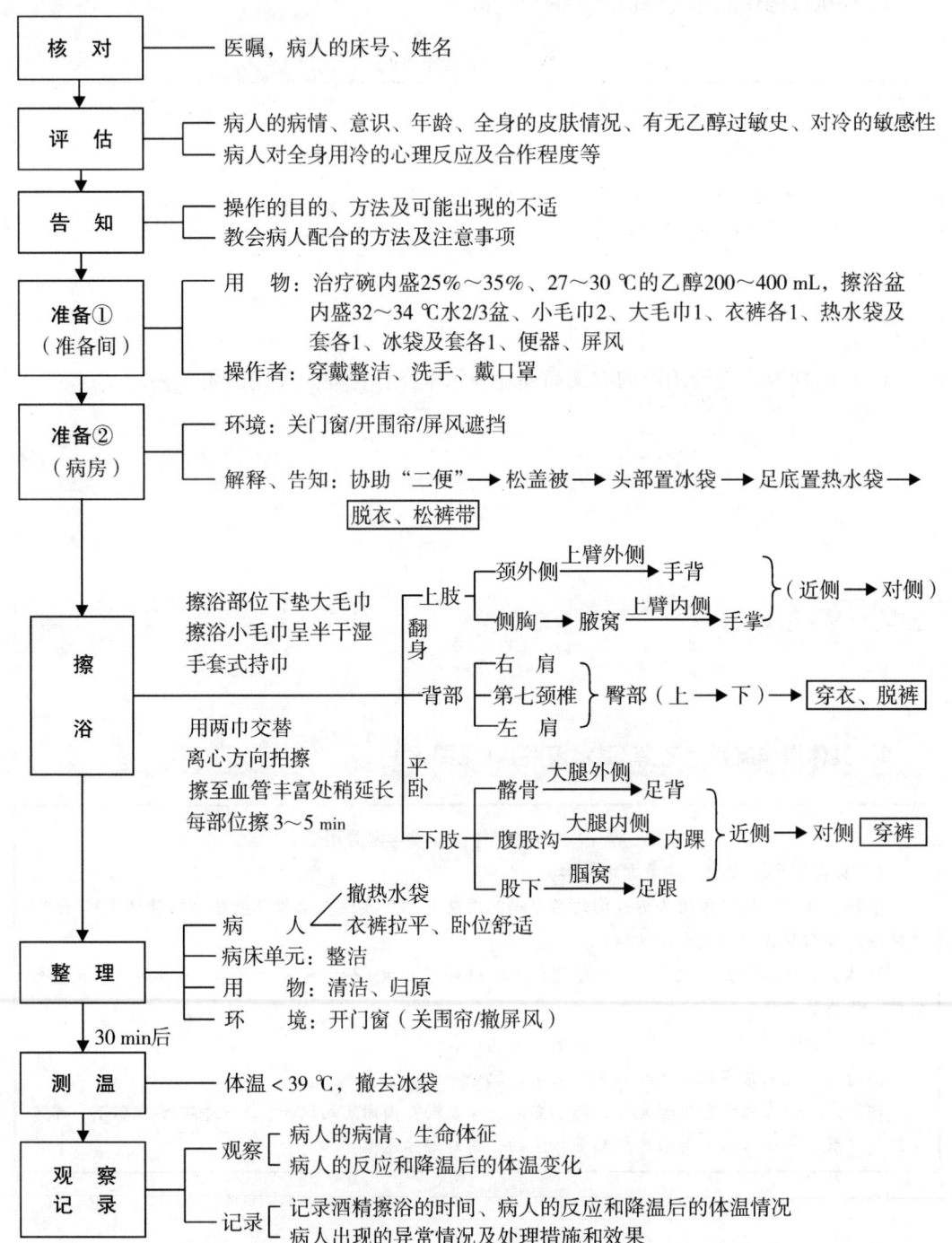

图 5.1 乙醇/温水擦浴操作流程

3. 回顾与反思（见表5.2）

表5.2　乙醇/温水擦浴操作回顾与反思

操作项目	技术的重要原则	各项原则完成情况的自我评分			
乙醇/温水擦浴	1. **严格查对**	很好	较好	一般	未达标
	2. **安全舒适**：架起床栏，拍擦部位正确，拍擦力度适中，控制擦浴时间，保护隐私	很好	较好	一般	未达标
	3. **病情观察**：操作前评估，擦浴过程观察以及操作后效果评价	很好	较好	一般	未达标
	4. **护患沟通**：操作过程保持与病人进行有效沟通，健康宣教到位	很好	较好	一般	未达标
	主要的优点与不足（如技术的重要原则与难点、服务意识、沟通宣教等）				

指导老师的评分及建议：

百问不厌——如果你对本学习内容有什么疑问，请在这里留言：

四、进阶练习

（1）下午2时，病人体温升至39.8℃，执行表5.3医嘱后，应如何评价用药效果？

表5.3　临时医嘱单

姓名：张兰　性别：女　年龄：37岁　病区：呼吸内科　床号：1床　住院号：46867

日期	时间	医　　嘱	医师签名	执行时间	执行护士签名
8月5日	9：30	物理降温	李伟	10：00	李梅
8月5日	14：00	复方氨基比林 2 mL im st	李伟		

（2）最近科室陆续收治了多名高热病人，除了上述的降温方法外，还有更新、更有效的降温方法吗？

五、评分标准（见表5.4）

表5.4 乙醇/温水擦浴操作评分标准

评分项目		分值	评分内容	评分	扣分
核对		2	医嘱，病人的床号、姓名	2	
评估		5	病人的病情、全身的皮肤情况、对乙醇是否有过敏史、对冷的敏感性	3	
			病人对全身用冷的心理反应及合作程度	2	
计划	操作者	3	服装1，仪表1，洗手、戴口罩1	3	
	物品	5	齐全（缺1项扣1分）、摆放合理	3	
			溶液、浓度、量、水温	各0.5	
	环境	2	关门窗/开围帘/遮屏风、调室温	2	
实施	病人	5	查对1、解释2（内容、技巧）、问"二便"1、松盖被1	5	
	冰袋热水袋	6	部位、方法、顺序	各2	
	上肢	17	脱衣2、松裤1、垫巾2	5	
			擦浴方法｛离心方向、拍擦手法、血管丰富处稍延长	各2	
			擦浴顺序、范围、时间	各2	

(续表5.4)

评分项目		分值	评分内容	评分	扣分
实施	背 部	14	翻身1,处理热水袋、垫巾2 擦浴方法、范围、顺序、时间 穿衣方法	3 各2 3	
	下 肢	20	脱裤、垫巾 擦浴方法 $\begin{cases} 离心方向 \\ 拍擦手法 \\ 血管丰富处稍延长 \end{cases}$ 擦浴顺序、范围、时间 穿裤、撤热水袋	各2 各2 各2 各2	
	整 理	5	病人：体位舒适、衣裤拉平 病床单元：整洁 环境：开门窗/关围帘/撤屏风 物品：清理、归原	2 1 1 1	
	观察记录	3	擦浴的时间 病人的反应 处理后的体温变化	各1	
评价	操作质量	10	关心体贴、观察仔细，不湿床地、不着凉 动作轻稳、操作熟练、准确完成、沟通好	缺1项 扣2～ 3分	
	相关知识	3	熟悉相关知识	3	
	操作时间		完成时间25 min，超时1 min扣2分		
总 分		100	未注意保护患者隐私扣10分	得分	

(邹杏婵)

第六章 老年病人的热疗护理

一、学习任务

(1) 能够对老年病人进行初步评估。
(2) 能够根据临床实际情况选择合适的热疗技术。
(3) 能够正确实施热疗技术操作。
(4) 关爱病人,能够及时解决病人的疑问,进行合适的健康教育。
(5) 工作严谨负责,注意安全。

二、护理情境

高华,男,88 岁,直肠癌晚期,人工肛术后,病人精神差,极度消瘦,卧床不起。天气寒冷,病人感觉脚冷不适,请采用热疗技术促进其舒适感。

三、工作过程

1. 思考与准备

(1) 你会采用哪种热疗技术?技术要点是什么?

(2) 用物准备(请用图的方式简要地表示本操作合理的用物摆放方法)。

2. 具体操作流程（热水袋的使用）（见图6.1）

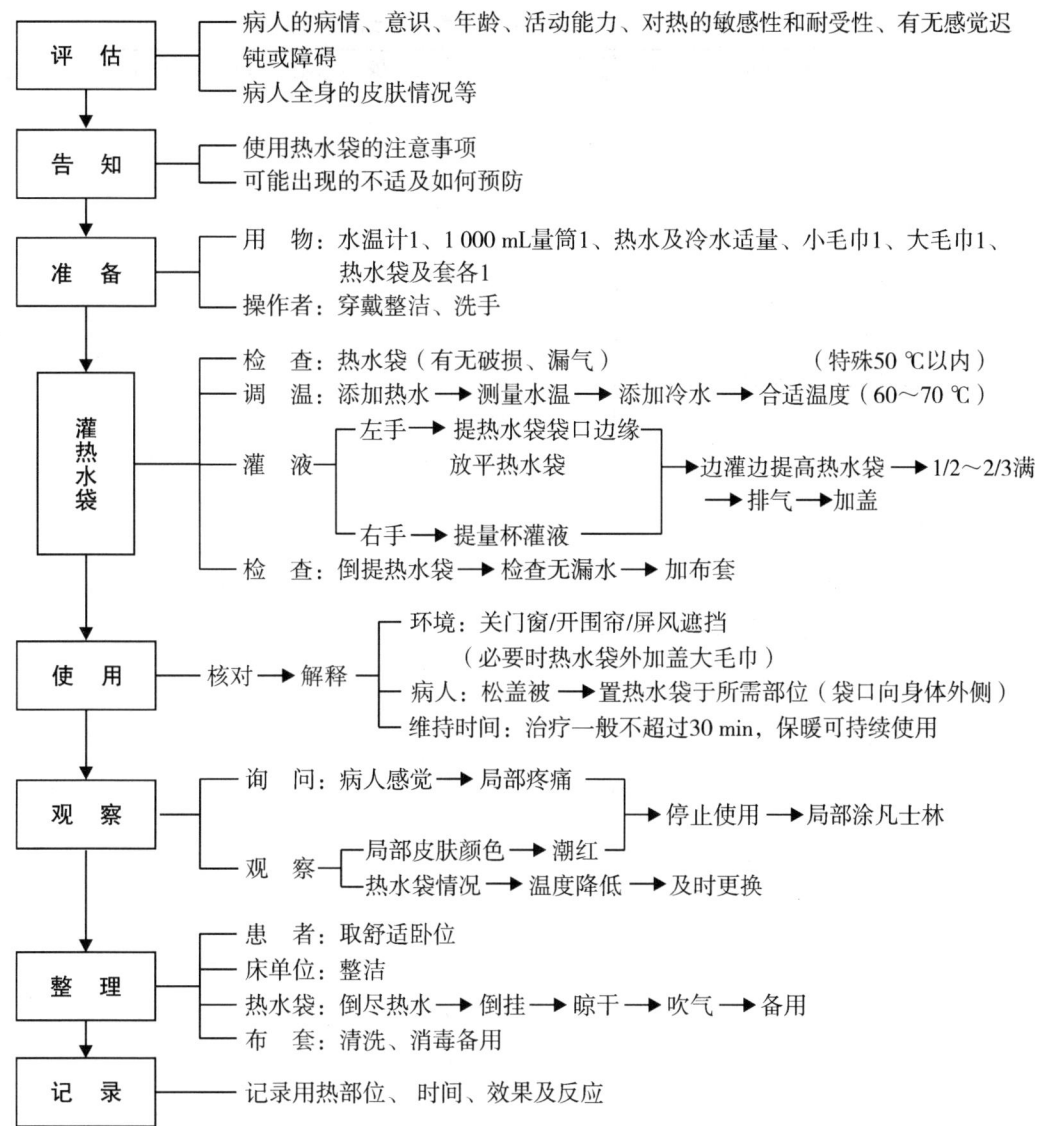

图6.1 热水袋使用操作流程

热水袋使用操作流程参考温馨用语

（贯穿在整个操作中，注意面带笑容）

解释：您好！请问方便告诉我您的名字吗？您觉得有点冷是吧！我灌个热水袋给您，您会感觉舒服一点，好吗？

置热水袋时：现在把热水袋放您脚下，使您舒服些，您感觉怎样？

告知：如果您觉得热水袋过热或过冷，或者您觉得所敷局部有不适，请立即按铃通知我好吗？我会经常来看您的，谢谢您的配合！

撤热水袋：现在您感觉好些了，是吗？谢谢您的配合！我先把热水袋取下，您好好休息吧！

3. 回顾与反思（见表6.1）

表6.1 热水袋使用操作回顾与反思

操作项目	技术的重要原则	各项原则完成情况的自我评分			
热水袋的使用	1. **查对**	很好	较好	一般	未达标
	2. **安全舒适**：遵守操作规程，水温、水量适宜，注意病人安全	很好	较好	一般	未达标
	3. **病情观察**：操作前评估，操作过程中注意观察，及时发现并解决病人存在的问题	很好	较好	一般	未达标
	4. **护患沟通**：操作过程保持与病人进行有效沟通，健康宣教到位	很好	较好	一般	未达标
	主要的优点与不足（如技术的重要原则与难点、服务意识、沟通宣教等）				
指导老师的评分及建议：					
百问不厌——如果你对本学习内容有什么疑问，请在这里留言：					

四、进阶练习

（1）请举例日常生活中，哪些情况适合运用热疗技术？

（2）对于老年病人冬天保暖，你有什么好的建议？

五、评分标准（见表6.2）

表6.2 热水袋使用操作评分标准

评分项目		分值	评分内容	评分	扣分
评估		7	病人的病情、意识、年龄、活动能力、对热的敏感性和耐受性、有无感觉迟钝或障碍 全身的皮肤情况	5 2	
计划	操作者	3	服装、仪表、洗手	各1	
	物品	5	齐全（缺1项扣1分）、摆放合理 水量、水温	3 各1	
	环境	2	关门窗/开围帘/遮屏风、调室温	2	
实施	检查	5	检查热水袋是否完好	5	
	调温	10	方法正确 温度合适：一般病人60～70℃，特殊病人50℃以内	5 5	
	灌液	16	灌液手法 液量合适（1/2～2/3） 排气 旋紧盖子 检查有否漏水	4 4 4 2 2	
	套布套	2	擦干、套布套	2	
	置热水袋	23	查对、解释（内容、技巧） 松盖被1，置热水袋于合适的位置4 置热水袋方法正确 热水袋不可直接接触皮肤（必要时加包大毛巾） 询问病人的感受 用热时间：一般不超过30 min （口述）用于保暖，应保持水温 经常巡视，发现皮肤潮红或感觉疼痛，立即停止使用（口述）	2 5 4 2 4 4 2	
	整理	8	病人：体位舒适、衣裤拉平 病床单元：整洁 环境：开门窗/关围帘/撤屏风 物品：清理、归原	2 2 2 2	
	观察记录	6	使用的时间 病人的反应 效果	2 2 2	
评价	操作质量	10	关心体贴、观察细，不湿床地、不着凉 动作轻稳、操作熟，准确完成、沟通好	缺1项扣2～3分	
	相关知识	3	熟悉相关知识	3	
	操作时间		完成时间5 min，超时1 min扣2分		
总 分		100	未注意热水袋使用安全扣10分	得分	

（邹杏婵）

第七章 高血压病人的生命体征测量

一、学习任务

（1）能对高血压病人的血压情况进行初步评估并护理。
（2）能正确实施测量生命体征技术操作。
（3）关爱病人，能够及时解决病人的疑问，进行合适的健康教育。
（4）能绘制体温单。
（5）团队分工、配合。

二、护理情境

王娟花，女，60岁，高血压病史6年，一直服用心痛定（5毫克/次、2次/日）控制血压，半个月来，头痛、头晕、乏力、视力模糊，自行将心痛定次数增加为每日3次，仍不见好转，来院就诊。以"原发性高血压"收入院。

查体：呼吸18次/分，血压150/95 mmHg，查眼底显示视网膜动脉变细，血脂略高，血糖正常。无高血压家族史，血气分析显示：氧分压$PaO_2 < 5.73$ kPa（43 mmHg），二氧化碳分压$PaCO_2 > 9.33$ kPa（70 mmHg）。

诊断：原发性高血压。

表7.1 长期医嘱单

姓名：王娟花　性别：女　年龄：60岁　病区：内科　床号：1床　住院号：46867

开始		医嘱	医师签名	执行护士签名	停止		医师签名	执行护士签名
日期	时间				日期	时间		
9月10日	9：00	生命体征监测 tid	李明		9月14日	9：00	李明	

三、工作过程

1. 思考与准备

（1）接到这位新入院病人，你会评估病人的哪些情况？如何评估？

♡ 第七章 高血压病人的生命体征测量 ♥

（2）用物准备（请用图的方式简要地表示本操作合理的用物摆放方法）。

2. **具体操作流程**（见图7.1）

测量生命体征操作流程参考温馨用语

（贯穿在整个操作中，注意面带笑容）

查对、解释：

1. 您好！请问方便告诉我您的名字吗？
2. 您是新入院的病人，我现在来帮您检查一下生命体征，请您配合一下！

操作前：我现在要给您测量了，请问您的腋下有汗吗？请您把手屈起夹紧体温计，整个测量过程可能需要10 min。

操作时：请您把手递给我好吗？我帮您测量下脉搏。……现在我为您测量血压，请您放松，这个过程中请您不要说话。

操作后：您的体温、呼吸、脉搏都很正常，您的血压还是偏高，只要您积极治疗，血压一定可以得到控制的。谢谢您的合作！

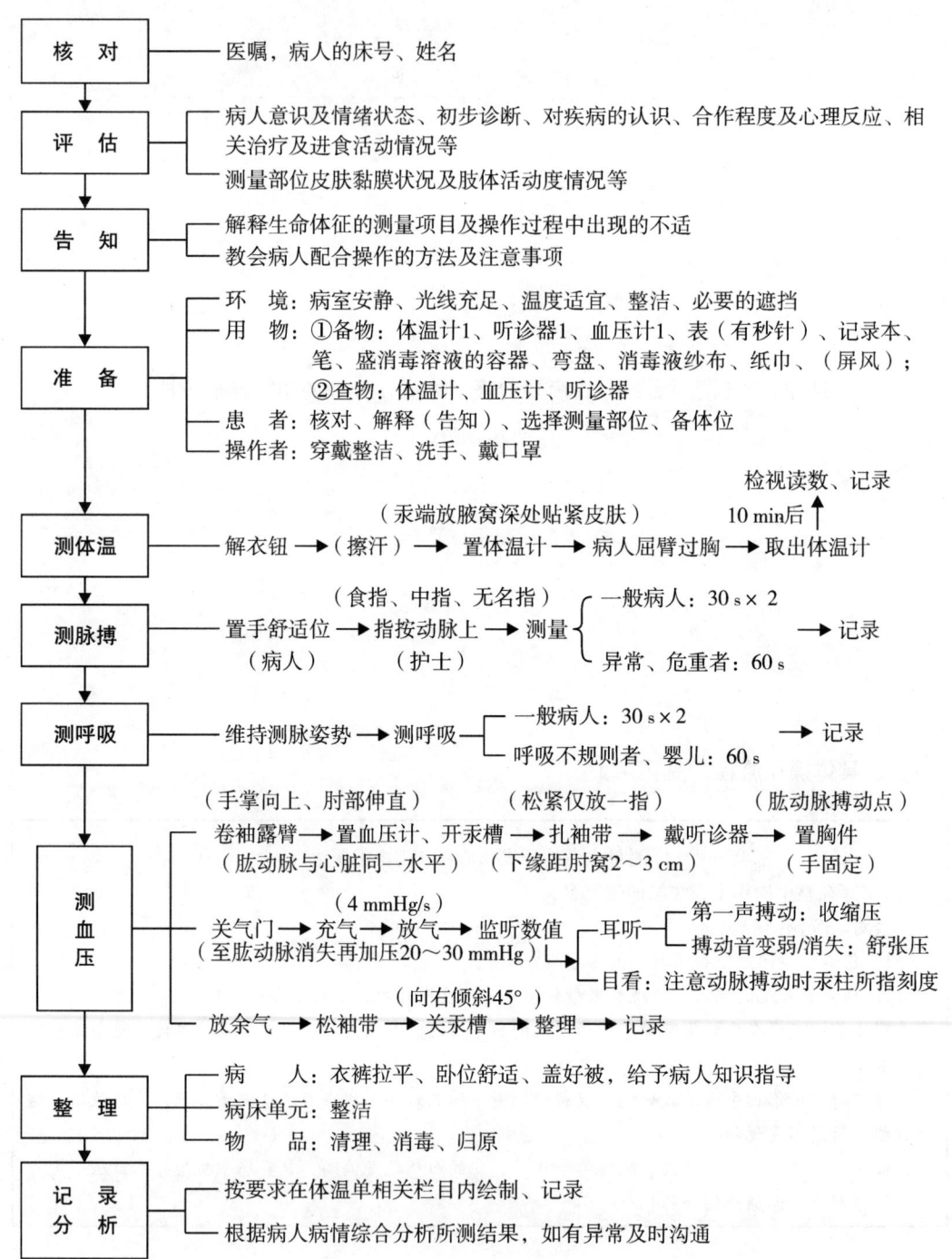

图 7.1 测量生命体征操作流程

3. 回顾与反思（见表7.2）

表7.2 测量生命体征操作回顾与反思

操作项目	技术的重要原则	各项原则完成情况的自我评分			
测量生命体征	1. 严格查对	很好	较好	一般	未达标
	2. 体温：遵守操作规程，测量准确，健康宣教到位	很好	较好	一般	未达标
	3. 血压：遵守操作规程，测量准确，健康宣教到位	很好	较好	一般	未达标
	4. 呼吸：遵守操作规程，在病人不注意的情况下测量，测量准确，健康宣教到位	很好	较好	一般	未达标
	5. 脉搏：遵守操作规程，测量准确，健康宣教到位	很好	较好	一般	未达标
	6. 统筹安排：顺序合理，节约时间	很好	较好	一般	未达标
	7. 临床护理文书书写规范：绘制体温单	很好	较好	一般	未达标
	主要的优点与不足（如技术的重要原则与难点、服务意识、沟通宣教等）				

指导老师的评分及建议：

百问不厌——如果你对学习内容有什么疑问，请在这里留言：

四、进阶练习

现在，许多高血压病人在家进行血压的检测，请你告诉病人及其家属如何进行测量，测量过程中有哪些注意事项。

五、评分标准（见表7.3）

表7.3 测量生命体征操作评分标准

评分项目		分值	评 分 内 容	评分	扣分
核 对		2	医嘱，病人床号、姓名	2	
评 估		3	病人病情、意识状态、合作程度及心理反应 测量部位皮肤黏膜状况及肢体活动度 病人的初步诊断及测量相关注意事项	1 1 1	
准 备	操作者	2	服装、仪表、洗手、戴口罩	各0.5	
	物 品	7	备物：齐全（缺1项扣1分）、 查物：体温计、血压计、听诊器能否正常使用 摆放合理、甩体温计方法正确	3 2 2	
	环 境	2	光线充足、整洁（遮挡）	各1	
	病 人	5	查对、解释（内容、技巧） 备体位 备部位（健侧）	2 1 2	
实 施	测体温	10	擦汗、置体温计、屈臂过肘、嘱夹紧 时间够1、检视对2（方法、读数） 记录（及时、正确、规范）	各1 3 3	
	测脉搏	10	部位符、方法对、时间够、测量准 记录（及时、正确、规范）	各2 2	
	测呼吸	10	方法对、时间够、测量准 记录（及时、正确、规范）	各2.5 2.5	
	测血压	20	肱动脉位置：平心脏 扎袖带：位置2、松紧1 戴听诊器1、置胸件2（位置、方法） 测量方法（重测方法1） 测量准确（±5 mmHg） 记录（及时、正确、规范） 血压计整理（关汞槽）	2 3 3 4 4 2 2	
	整 理	6	病人衣被平整、卧位舒适，解答病人问题，进行知识指导 病床单元：整洁 物品：清理、消毒、归原	3 1 2	
	体温单绘制	10	眉栏2，入院时间2，体温2、脉搏2、呼吸1、血压1 （用笔、符号、时间、准确、点圆线直、不涂改）	10	
评 价	操作质量	10	态度认真、沟通好、顺序合理、操作熟 测量准确、绘图对	缺一项 扣2分	
	相关知识	3	熟悉相关知识	3	
	操作时间		完成时间15 min，超时1 min扣2~3分		
总 分		100	测量结果误差过大扣10分	得分	

（王洋）

第八章 慢性支气管炎病人的护理

第一节 鼻导管给氧

一、学习任务

（1）能对慢性支气管炎病人的缺氧情况进行初步评估。
（2）能根据评估结果选择合适的氧疗方法。
（3）能正确实施鼻导管给氧技术操作。
（4）关爱病人，能够及时解决病人的疑问，进行合适的健康教育。
（5）互学共进，培养医护、护士间的团队合作精神。

二、护理情境

张浩，男，68岁，既往有慢性支气管炎史18年，近8年来渐感呼吸急促、胸闷，活动时尤甚。近日因天气变化，咳嗽、咳痰加剧，咳痰量增多，疲乏无力，咳嗽不畅或稍活动即出现明显心悸、胸闷、呼吸困难，来院就诊，以"慢性支气管炎、肺源性心脏病"收住院。

查体：呼吸26次/分，血压130/80 mmHg，神志清，口唇发绀，双肺闻及干、湿啰音。血气分析示：氧分压$PaO_2 < 6.4$ kPa（48 mmHg），二氧化碳分压$PaCO_2 > 8.0$ kPa（60 mmHg）。

李明医生开出医嘱"持续低流量给氧（2 L/min）"，见表8.1。

表8.1 长期医嘱单

姓名：张浩　性别：男　年龄：68岁　病区：呼吸内科　床号：1床　住院号：46867

开始		医嘱	医师签名	执行护士签名	停止			
日期	时间				日期	时间	医师签名	执行护士签名
9月10日	9:00	持续低流量给氧（2 L/min）	李明		9月14日	9:00	李明	

三、工作过程

1. 思考与准备

（1）李明医生为什么要给该病人持续低流量吸氧？

（2）用物准备（请用图的方式简要地表示本操作合理的用物摆放方法）。

2. 具体操作流程（见图8.1）

鼻导管氧气吸入法操作流程参考温馨用语

（贯穿在整个操作中，注意面带笑容）

查对解释：

1. 您好！请问方便告诉我您的名字吗？
2. 您的呼吸不是很平顺，现在我来帮您吸点氧气，吸氧后，您会觉得呼吸平顺，舒服一些，请您配合一下！

操作前：现在把您的鼻孔清洗一下，有少许不舒服，不用紧张。

操作时：现在给您插氧管了，鼻子有点不舒服，过一会适应了，感觉会好点！

操作后：已经给您吸上氧气了，感觉好点吗？我会经常来看您，有什么不舒服，随时告诉我们或按呼叫铃，我们会马上来看您，请您放松，不用紧张。

交代注意事项：氧气是易燃、易爆的气体，为了您和您家人的安全，请不要随意调节氧流量。注意不能在这里吸烟！不要碰撞氧气瓶，谢谢您的合作！

第八章 慢性支气管炎病人的护理

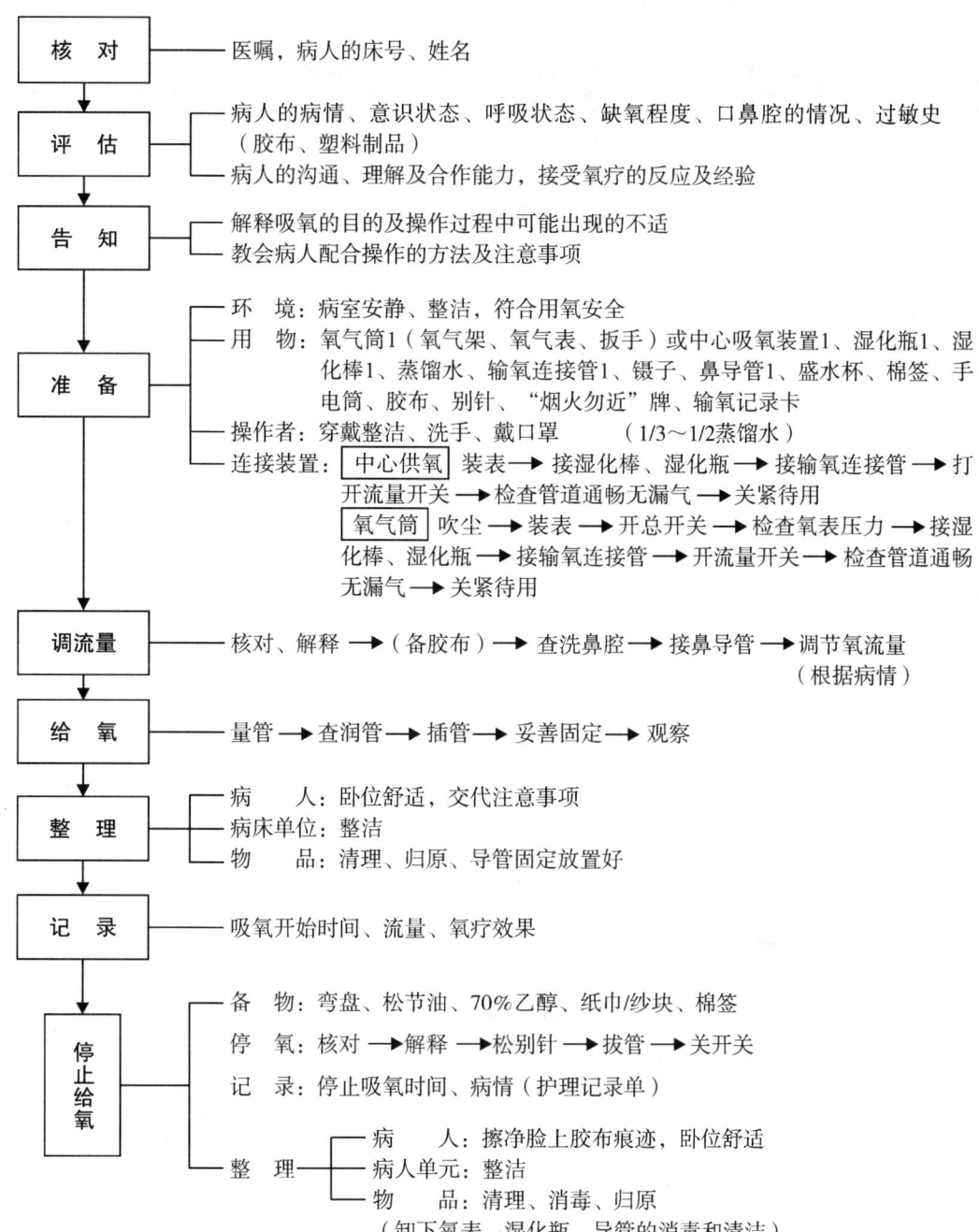

图 8.1 鼻导管氧气吸入法（中心供氧/氧气筒）操作流程

3. 回顾与反思（见表8.2）

表8.2 鼻导管氧气吸入法（氧气筒）操作回顾与反思

操作项目	技术的重要原则	各项原则完成情况的自我评分			
鼻导管氧气吸入法（氧气筒）	1. **严格查对**	很好	较好	一般	未达标
	2. **用氧安全**：遵守操作规程，不在病人接管情况下改变氧流量，健康宣教到位	很好	较好	一般	未达标
	3. **病情观察**：用氧前评估，用氧效果评价	很好	较好	一般	未达标
	4. **临床护理文书书写规范**：医嘱的处理，输氧记录卡的填写	很好	较好	一般	未达标
	主要的优点与不足（如技术的重要原则与难点、服务意识、沟通宣教等）				
指导老师的评分及建议：					
百问不厌——如果你对本学习内容有什么疑问，请在这里留言：					

四、进阶练习

现在，许多慢性阻塞性肺病（COPD）病人家中都备有制氧器或氧气筒，请你告诉病人及其家属如何保证用氧安全及效果，避免氧中毒、呼吸道损伤等并发症。

五、评分标准（见表8.3）

表8.3 鼻导管氧气吸入（氧气筒、中心式）操作评分标准

评分项目		分值	评 分 内 容	评分	扣分
核 对		2	医嘱，病人的床号、姓名（缺1项扣1分）	2	
评 估		5	病人的病情、意识状态、呼吸状态、缺氧程度、口鼻呼吸道的情况、过敏史（胶布、塑料制品）	3	
			病人的沟通、理解及合作能力，接受氧疗的反应及经验	2	
计划	告 知	2	解释氧疗的目的及操作过程中可能出现的不适	1	
			教会病人配合操作的方法和注意事项	1	
	操作者	2	服装、仪表、洗手、戴口罩	各0.5	
	环 境	2	符合用氧安全	2	
	物 品	5	齐全（缺1项扣1分）	3	
			摆放合理	2	
	装 表	13	挂"烟火勿近"牌1，吹尘1	2	
			装表4、接湿化瓶4（湿化液量合适、接管正确）	8	
			检查装备、关紧待用1	3	
实施	给 氧	25	单侧鼻导管		
			核对、解释	各2	
			备胶布、查洗鼻腔	各2	
			调节流量（开氧步骤4、流量4）	8	
			查润管、量管2、插管2（手法、长度）	6	
			固定：鼻翼1、同侧面颊1、同侧胸前1	3	
			双侧鼻导管		
			核对、解释、洗鼻腔	各3	
			调节流量（流量5、开氧步骤5）	10	
			查管2、插管2、固定2（绕耳套稳1、同侧胸前1）	6	
	整 理	4	向病人交代注意事项	2	
			病床单元、物品	各1	
	记 录	3	准确、周全、及时	各1	
	观 察调流量	6	观察内容（可口述）	2	
			调节流量准确、调节方法	各2	
	停氧步骤	准备	5	备物：齐全（缺1项扣1分）	2	
				查对、解释、松固定	各1	
		拔管	4	拔管方法、关氧顺序	各2	
		记录	5	准确2、周全2、及时1	5	
		整理	4	病人1、病床单元1、物品2（卸下湿化瓶及导管的处理）	4	

(续表8.3)

评分项目		分值	评分内容	评分	扣分
评价	操作质量	10	操作熟练，轻、准、快 关心体贴、观察细致、安全有效	缺1项扣2~3分	
	相关知识	3	熟悉相关知识	3	
	操作时间		完成时间8 min，超时1 min扣2分		
总　分		100	插管后开氧或不分离导管调流量扣10分	得分	

第二节　吸　痰

一、学习任务

（1）能对慢性支气管炎病人的缺氧情况进行初步评估。
（2）能正确实施吸痰技术操作。
（3）关爱病人，能够及时解决病人的疑问，进行合适的健康教育。
（4）互学共进，培养医护、护士间的团队合作精神。

二、护理情境

张浩，男，68岁，既往有慢性支气管炎史18年，近8年来渐感呼吸急促、胸闷，活动时尤甚。近日因天气变化，咳嗽、咳痰加剧，咳痰量增多，疲乏无力，咳嗽不畅或稍活动即出现明显心悸、胸闷、呼吸困难，来院就诊，以"慢性支气管炎、肺源性心脏病"收住院。

查体：呼吸26次/分，血压130/80 mmHg，神志清，口唇发绀，双肺闻及干、湿啰音。血气分析示：$PaO_2 < 6.4$ kPa（48 mmHg），$PaCO_2 > 8.0$ kPa（60 mmHg）。

李明医生开医嘱"吸痰prn"，见表8.4。

表8.4　长期医嘱单

姓名：张浩　性别：男　年龄：68岁　病区：呼吸内科　床号：1床　住院号：46867

开　始		医　嘱	医师签名	执行护士签名	停　止			
日期	时间				日期	时间	医师签名	执行护士签名
9月10日	9：00	吸痰prn	李明		9月14日	9：00	李明	

三、工作过程

1. **思考与准备**

（1）请问"吸痰 prn"属于什么类型的医嘱？应在病人出现什么情况时执行？

（2）用物准备（请用图的方式简要地表示本操作合理的用物摆放方法）。

2. **具体操作流程**（见图 8.2）

吸痰操作流程参考温馨语言

（贯穿在整个操作中，注意面带笑容）

查对、解释：您好！请让我查对一下您的腕部识别带好吗？

现在您鼻（口）腔里痰比较多，我来帮您吸出来，吸痰时有点不舒服，会觉得憋气并且咳嗽，吸痰后您会觉得舒畅多了。

吸痰前：现在给您吸痰了，有点不舒服，我会轻点给您吸，请您放松！

吸痰后：痰已经吸干净，现在觉得舒服了吗？我会经常巡视您的，请您放心！如果我们未及时巡视到，这里有一呼叫铃，可随时按铃，我们会马上到。

不用客气，谢谢您的合作！

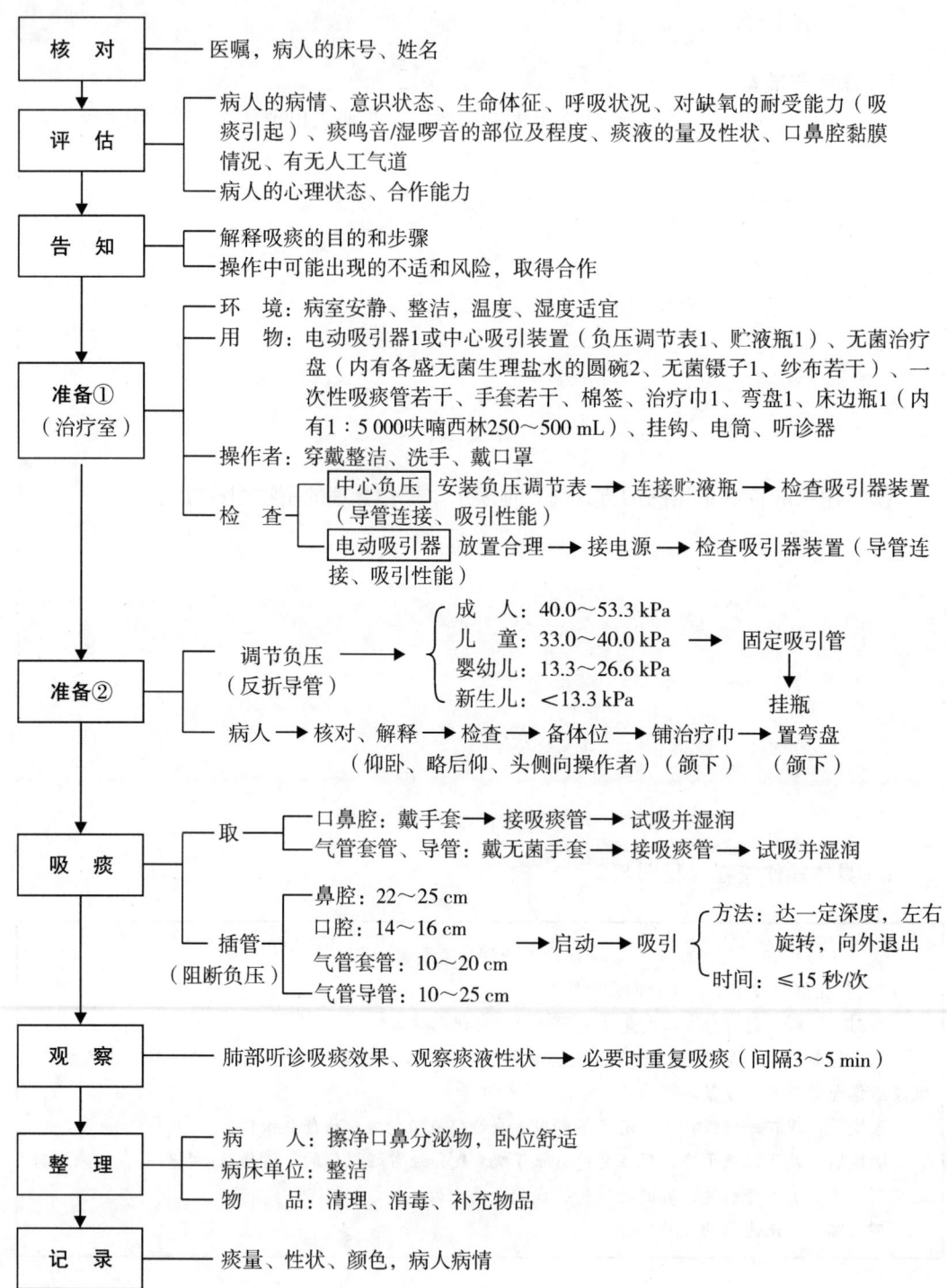

图 8.2 吸痰（中心负压/电动吸引器）操作流程

3. 回顾与反思（见表8.5）

表8.5 吸痰操作回顾与反思

操作项目	技术的重要原则	各项原则完成情况的自我评分			
吸痰	1. **严格查对**	很好	较好	一般	未达标
	2. **操作安全**：遵守操作规程，遵守无菌原则，动作轻柔，阻断负压插管，插管深度准确，吸引手法标准，控制吸引时间	很好	较好	一般	未达标
	3. **病情观察**：吸痰前评估，吸痰中密切观察，吸痰后效果评价	很好	较好	一般	未达标
	4. **沟通**：及时有效，关爱体贴	很好	较好	一般	未达标
	主要的优点与不足（如技术的重要原则与难点、服务意识、沟通宣教等）				
指导老师的评分及建议：					
百问不厌——如果你对本学习内容有什么疑问，请在这里留言：					

四、进阶练习

在临床和日常生活中，会出现急性痰液堵塞呼吸道引起窒息的情况，若不能及时找到负压吸引装置，有其他急救方法吗？

五、评分标准（见表8.6）

表8.6 吸痰（中心负压/电动吸引器）操作评分标准

评分项目		分值	评 分 内 容	评分	扣分
核 对		2	医嘱，病人床号、姓名	2	
评 估		5	病人的病情、意识状态、生命体征、呼吸状况、对缺氧的耐受能力（吸痰引起）、痰鸣音/湿啰音的部位及程度、痰液的量及性状、口鼻腔黏膜情况、有无人工气道	3	
			病人的心理状态、合作能力	2	
计划	告 知	2	吸痰的目的和步骤	1	
			操作中可能出现的不适和风险，取得合作	1	
	操作者	4	服装、仪表、洗手、戴口罩	各1	
	物 品	7	齐全（缺1项扣1分）	3	
			负压吸引装置：装备齐全、性能正常	2	
			摆放合理	2	
	准 备	12	接电源1、查装备1/（安装负压调节表和贮液瓶1、检查1）	2	
			调压力（方法3、准确3）	6	
			固定长管	2	
			挂瓶（方法1、时间标签1）	2	
	病 人	5	核对、解释	各1	
			备体位、垫巾、置弯盘	各1	
实施	吸 痰	35	试吸（取物3、方法2）	5	
			插管：长度、方法	各3	
			吸引：顺序（气管→口腔→鼻腔）	6	
			方法 ┌ 基本方法	5	
			├ 局部停留不过长	2	
			├ 间歇吸水冲管	2	
			├ 时间≤15秒/次	2	
			└ 黏痰处理（可口述）	3	
			效果：吸净痰液2、呼吸道通畅2	4	
	观 察	4	观察吸痰效果的方法、痰液性状（可口述）	各2	
	整 理	8	病人：擦净口鼻分泌物1、卧位舒适1	2	
			病床单元：整洁	1	
			用物：清理污物	2	
			补充用物1、吸痰器处理2（导管、贮液瓶）	3	
	记 录	3	痰量、性状、病情（可口述）	各1	

(续表8.6)

评分项目		分值	评分内容	评分	扣分
评价	操作质量	10	态度认真、观察细 准确有效、操作熟 动作轻稳、按规矩	缺1项 扣2～ 3分	
	相关知识	3	熟悉相关知识	3	
	操作时间		完成时间12 min（原则吸净痰液，痰多时可适当延长时间）		
总 分		100	吸引导管接错/带负压插管扣10分	得分	

第三节 吸 入 给 药

一、学习任务

（1）能对慢性支气管炎病人的咳痰情况进行初步评估。
（2）能正确实施吸入给药的操作技术。
（3）关爱病人，能够及时解决病人的疑问，进行合适的健康教育。
（4）互学共进，培养医护、护士间的团队合作精神。

二、护理情境

张浩，男，68岁，既往有慢性支气管炎史18年，近8年来渐感呼吸急促、胸闷，活动时尤甚。近日因天气变化，咳嗽、咳痰加剧，咳痰量增多，疲乏无力，咳嗽不畅或稍活动即出现明显心悸、胸闷、呼吸困难，来院就诊，以"慢性支气管炎、肺源性心脏病"收住院。

查体：呼吸26次/分，血压130/80 mmHg，神志清，口唇发绀，双肺闻及干、湿啰音，血气分析示：PaO_2 <6.4 kPa（48 mmHg），$PaCO_2$ >8.0 kPa（60 mmHg）。

李明医生开医嘱"生理盐水2 mL+博利康尼2 mL+普米克1 mg，超声雾化吸入bid"，见表8.7。

表8.7 长期医嘱单

姓名：张浩 性别：男 年龄：68岁 病区：呼吸内科 床号：1床 住院号：46867

开始		医嘱		医师签名	执行护士签名	停止		医师签名	执行护士签名
日期	时间					日期	时间		
9月10日	9：00	生理盐水2 mL	超声雾化吸入bid	李明		9月14日	9：00	李明	
9月10日	9：00	博利康尼2 mL		李明		9月14日	9：00	李明	
9月10日	9：00	普米克1 mg		李明		9月14日	9：00	李明	

三、工作过程

1. 思考与准备

（1）若你要为病人进行吸痰和雾化来协助其排痰，你会以什么顺序进行？为什么？

（2）用物准备（请用图的方式简要地表示本操作合理的用物摆放方法）。

2. 具体操作流程（见图8.3）

超声雾化吸入操作流程参考温馨语言

（贯穿在整个操作中，注意面带笑容）

查对、解释：您好！请问方便告诉我您的名字吗？您有咳嗽且痰咳不出来，我帮您做雾化吸入可减轻咳嗽，有利于痰液咳出，请您配合一下！

操作时：我帮您将口含嘴放入口中，然后像我这样用口吸气，用鼻呼气行吗？请您做给我看看。您做得很好，请您保持这样呼吸，20 min后我会取下口含嘴。

操作后：我帮您拍拍背，更容易咳出痰液。您现在觉得好点了吗？先漱漱口。您先休息一下，有什么需要随时按铃叫我们，我们会马上过来的。

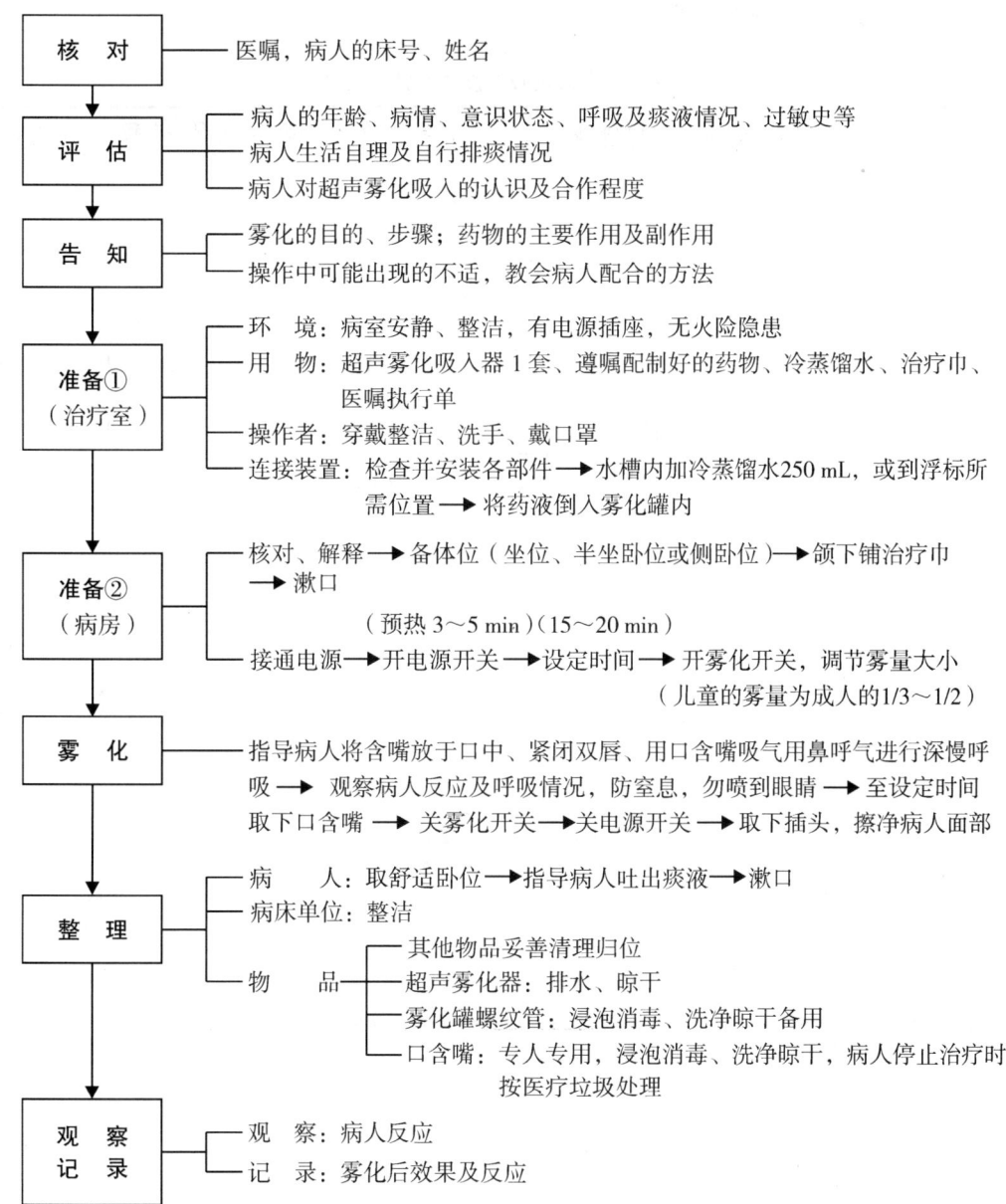

图 8.3 超声雾化吸入操作流程

3. 回顾与反思（见表8.8）

表8.8 超声雾化吸入操作回顾与反思

操作项目	技术的重要原则	各项原则完成情况的自我评分			
吸入给药术（超声雾化）	1."三查""八对"	很好	较好	一般	未达标
	2. 操作安全：遵守操作规程，药物剂量准确，雾量和雾化时间适宜，健康宣教到位，病人能正确雾化	很好	较好	一般	未达标
	3. 病情观察：操作前评估，操作中观察，操作后评价	很好	较好	一般	未达标
	4. 熟悉仪器的构造、使用、消毒及保养	很好	较好	一般	未达标
	主要的优点与不足（如技术的重要原则与难点、服务意识、沟通宣教等）				
	指导老师的评分及建议：				
	百问不厌——如果你对本学习内容有什么疑问，请在这里留言：				

四、进阶练习

请你总结有助于清除病人气道分泌物的方法。

五、评分标准（见表8.9）

表8.9 超声雾化吸入操作评分标准

评分项目		分值	评分内容	评分	扣分
核 对		2	医嘱，病人床号、姓名	2	
评 估		6	病人的年龄、病情、意识状态、呼吸及痰液情况、过敏史等	2	
			病人生活自理及自行排痰情况	2	
			病人对超声雾化吸入的认识及合作程度	2	
计划	告 知	3	超声雾化吸入的目的和步骤	1	
			操作中可能出现的不适，取得合作	2	
	操作者	4	服装、仪表、洗手、戴口罩	各1	
	物 品	8	齐全（缺1项扣1分）	4	
			超声雾化器：部件齐全、性能正常	2	
			摆放合理	2	
实施	准 备	10	检查装备	2	
			水槽内加冷蒸馏水	4	
			雾化罐内遵嘱加药物	4	
	病 人	5	核对、解释	各1	
			备体位	2	
			垫巾、漱口	1	
	雾 化	35	接通电源预热（3～5 min）	2	
			调节时间	3	
			调节雾量	3	
			指导病人雾化方法正确：		
			紧闭双唇含住含嘴	3	
			用嘴吸气	3	
			用鼻呼气	3	
			深慢呼吸	3	
			其间观察病人反应（可口述）	3	
			雾化完毕，准确关机：		
			先关雾化开关、再关电源开关、取下插头	各3	
			指导病人吐出痰液2、漱口1	3	
	整 理	12	病人：擦净面部、卧位舒适	2	
			病床单元：整洁	1	
			用物：妥善清理归位	1	
			超声雾化器（排水、雾化罐、螺纹管、口含嘴）	各2	
	记 录	2	雾化后的效果及反应（可口述）	2	

(续表8.9)

	评分项目	分值	评分内容	评分	扣分
评价	操作质量	10	态度认真、观察细 准确有效、操作熟 动作轻稳、按规矩	缺1项 扣2～ 3分	
	相关知识	3	熟悉相关知识	3	
	操作时间		建议完成时间30 min（包括吸入时间）		
总 分		100	严重违反操作规程扣10分	得分	

第四节 体位引流与叩击震颤

一、学习任务

（1）能对慢性支气管炎病人的缺氧情况进行初步评估。
（2）能正确实施体位引流、肺部叩击、胸部震颤的操作技术。
（3）关爱病人，能够及时解决病人的疑问，进行合适的健康教育。
（4）互学共进，培养医护、护士间的团队合作精神。

二、护理情境

张浩，男，68岁，既往有慢性支气管炎史18年，近8年来渐感呼吸急促、胸闷，活动时尤甚。近日因天气变化，咳嗽、咳痰加剧，咳痰量增多，疲乏无力，咳嗽不畅或稍活动即出现明显心悸、胸闷、呼吸困难，来院就诊，以"慢性支气管炎、肺源性心脏病"收住院。

查体：呼吸26次/分，血压130/80 mmHg，神志清，口唇发绀，双肺闻及干、湿啰音。血气分析示：$PaO_2 < 6.4$ kPa（48 mmHg），$PaCO_2 > 8.0$ kPa（60 mmHg）。

主管护士林红开护嘱"体位引流，拍背排痰"，如表8.10所示。

表8.10 基础护理护嘱单

病区：呼吸内科　　　　　　　　　　　　　　　　　　日期：2012-09-10

病人信息			护嘱内容	开护嘱者	执行情况		
床号	姓名	住院号			时间 签名	时间 签名	时间 签名
1	张浩	46867	体位引流	林红			
1	张浩	46867	肺部叩击	林红			
1	张浩	46867	胸部震颤	林红			

三、工作过程

1. **思考与准备**

(1) 在执行上述护嘱时，应以什么样的顺序执行？为什么？

(2) 用物准备（请用图的方式简要地表示本操作合理的用物摆放方法）。

2. **具体操作流程**（见图 8.4）

体位引流与叩击震颤操作流程参考温馨用语

（贯穿在整个操作中，注意面带笑容）

查对、解释：您好！请问您叫什么名？因您……，我现在来帮您拍拍背，这样有利于松动痰液。拍背时可能有点痛，不用紧张，有不舒服请及时告诉我。

问"二便"：请问您需要大小便吗？

操作前：现在要为您安置体位，这样有利于痰液的排出，请您配合一下。

操作时：现在为您拍背，如果有痰可以吐到小杯子里。

操作后：现在已经为您做完了，您感觉好点了吗？您先休息一下，有什么需要随时叫我们。

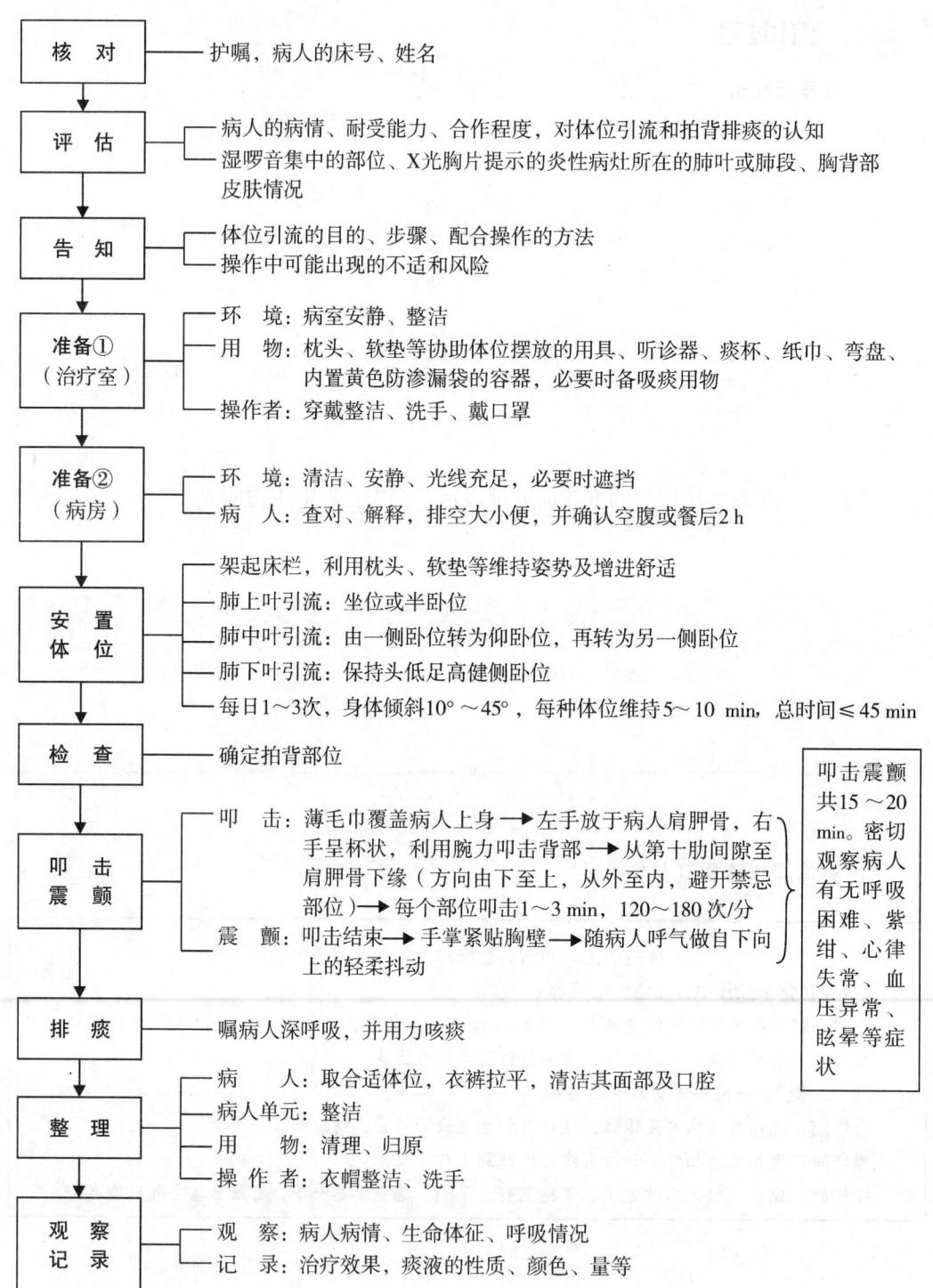

图8.4 体位引流与叩击震颤操作流程

3. 回顾与反思（见表8.11）

表8.11 胸部物理治疗操作回顾与反思

操作项目	技术的重要原则	各项原则完成情况的自我评分			
胸部物理治疗	1. **严格查对**	很好	较好	一般	未达标
	2. **安全舒适**：遵守操作规程，体位引流的时机、体位摆放和时间适宜，叩击震颤的时机、部位、力度、频率、方向和时间适宜	很好	较好	一般	未达标
	3. **病情观察**：操作前评估，操作中观察，操作后评价	很好	较好	一般	未达标
	4. **沟通**：及时有效，关爱体贴	很好	较好	一般	未达标
	主要的优点与不足（如技术的重要原则与难点、服务意识、沟通宣教等）				
指导老师的评分及建议：					
百问不厌——如果你对本学习内容有什么疑问，请在这里留言：					

四、评分标准（见表8.12）

表8.12 体位引流与叩击震颤操作评分标准

评分项目	分值	评 分 内 容	评分	扣分
核　　对	2	护嘱，病人的床号、姓名	2	
评　　估	5	病人的病情、耐受能力、合作程度，对体位引流和拍背排痰的认知	2	
		湿啰音集中的部位、X光胸片提示的炎性灶所在的肺叶或肺段、胸背部皮肤情况	3	

(续表8.12)

评分项目		分值	评分内容	评分	扣分
计划	操作者	3	服装、仪表、洗手	各1	
	物 品	4	齐全（缺1项扣1分） 摆放合理	3 1	
	环 境	2	安静、整洁、温度适宜、光线充足	2	
实施	病 人	6	查对、遮挡 解释：内容2（拍背目的、嘱排大小便、确认空腹或餐后2 h）、技巧2	各1 4	
	体位引流	12	选择有效体位： 　肺上叶引流：坐位或半卧位 　肺中叶引流：由一侧卧位转为仰卧位，再转为另一侧卧位 　肺下叶引流：头低足高健侧卧位，患肺在高处，支气管开口在低处 安置体位的方法准确、安全 引流时间合适（可口述）	4 4 4	
	检 查	5	观察皮肤情况	5	
	叩击震颤	32	覆盖薄毛巾 左手放于病人肩胛骨 右手呈杯状 叩击背部（位置4、方向4、频率3、力度3、时间3） 震颤的方法、方向、力度 观察病情	1 2 3 17 各2 3	
	排 痰	4	嘱病人深呼吸，并用力咳痰	4	
	整 理	7	病人：清洁面部及口腔、衣裤拉平、卧位舒适 病床单元：整洁 物品：归原、清理	各1 2 各1	
	观察记录	5	痰液的性质、颜色、量 记录正确（可口述）、签名	各1	
评价	操作质量	10	关心体贴、观察细、注意病人、不着凉 动作轻稳、操作熟、准确完成、沟通好	缺1项扣2~3分	
	相关知识	3	熟悉相关知识	3	
	操作时间		完成时间20 min，超时1 min扣2分		
	总 分	100	严重违反操作规程扣10分	得分	

（黄敏娟）

第九章 肾病综合征病人的给药护理

第一节 口 服 给 药

一、学习任务

(1) 能熟练地进行口服药的给药操作。
(2) 学习口服药的交接班。
(3) 关爱病人，能够及时解决病人的疑问，进行合适的健康教育。
(4) 团队合作，相互学习口服药的交接班。

二、护理情境

李梅，女，53 岁，因颜面及上下肢浮肿半月，咳嗽、咳痰、痰黏不易咳出，恶心、呕吐 3 天入院。入院诊断：肾病综合征合并肺部感染。

查体：呼吸 25 次/分，血压 120/80 mmHg。辅助检查示：低蛋白血症、高脂血症、高凝状态。X 线片示：肺部感染。

张云医生开口服给药医嘱，具体如表 9.1。

表 9.1 长期医嘱单

姓名：李梅　性别：女　年龄：53 岁　病区：肾内科　床号：1 床　住院号：48763

开始		医　嘱	医师签名	执行护士签名	停止			
日期	时间				日期	时间	医师签名	执行护士签名
12 月 12 日	9：00	醋酸泼尼松 55 mg 晨起顿服	张云		12 月 15 日	9：00	张云	
12 月 12 日	9：00	血脂康 0.6 g bid	张云		12 月 15 日	9：00	张云	

三、工作过程

1. 思考与准备

(1) 针对"醋酸泼尼松"、"血脂康"这两种口服药，你会对病人进行哪些宣教？

（2）用物准备（请用图的方式简要地表示本操作合理的用物摆放方法）。

2. **具体操作流程**（见图9.1）

口服给药操作流程参考温馨用语

（贯穿在整个操作中，注意面带笑容）

查对、解释：

1. 您好！请问方便告诉我您的名字吗？能让我看看您的手腕带吗？

2. 针对您的病情，根据您的检查结果和医生诊断，医生开了××药，请问您用过这个药吗？有没有对什么药物过敏呢？

操作前：您好，××先生/小姐，现在我把您的口服药给您，您能自行口服吗？

操作中：这药物有××作用，是医生根据您的病情开出，请按照正确方法服用。

操作后：现在药物已经服下了，请问有没有不适？如果有不舒服的可以及时告诉我们，谢谢您的配合！

第九章 肾病综合征病人的给药护理

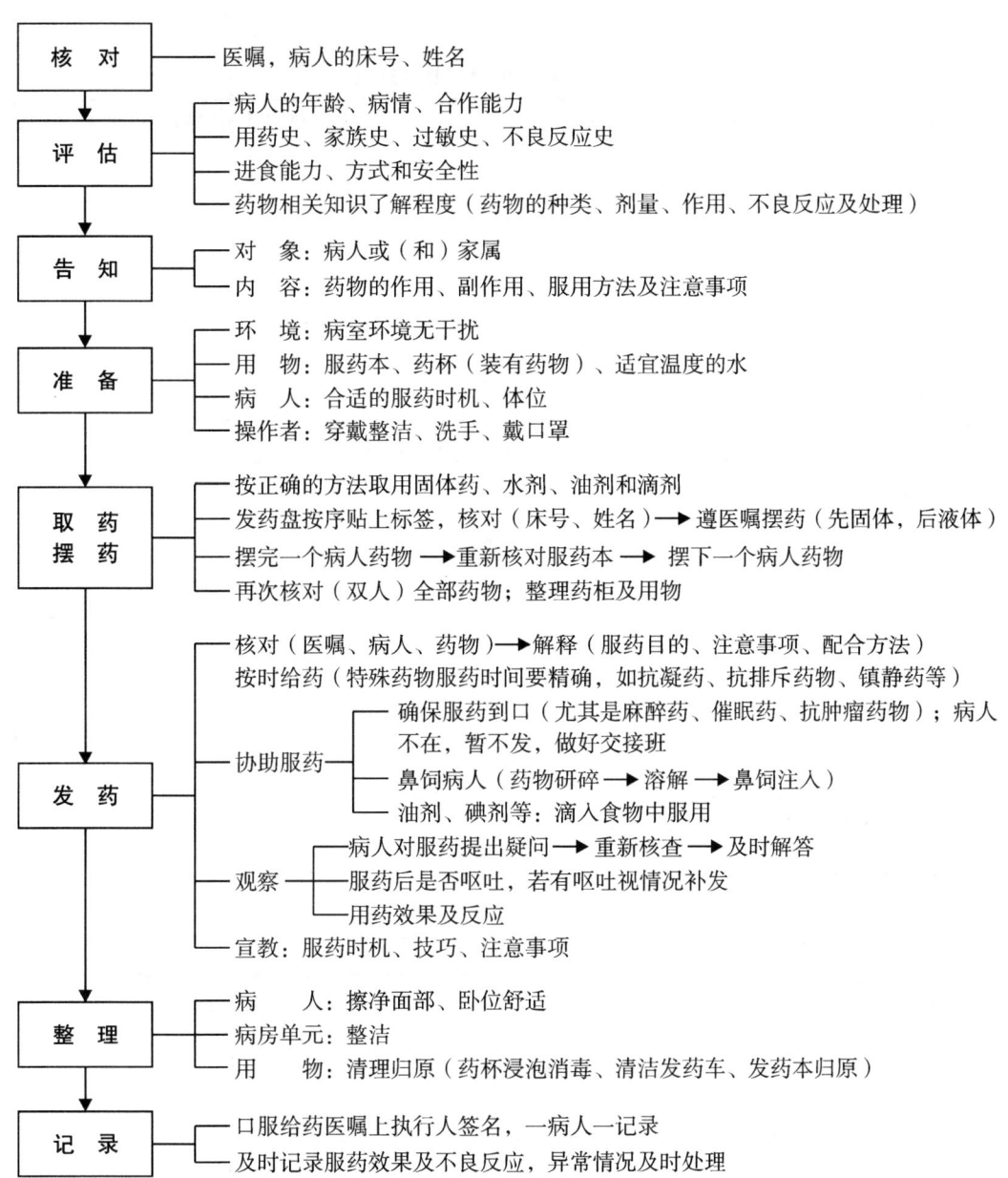

图 9.1 口服给药操作流程

3. 回顾与反思（见表9.2）

表9.2 口服给药操作回顾与反思

操作项目	技术的重要原则	各项原则完成情况的自我评分			
口服给药法	1. "三查""八对"	很好	较好	一般	未达标
	2. **安全用药**：准确配药，发药到手—看药到口—服后再走，健康宣教到位	很好	较好	一般	未达标
	3. **病情观察**：口服给药前评估，口服给药后效果评价	很好	较好	一般	未达标
	4. **临床护理文书书写规范**：医嘱的处理，执行医嘱的记录	很好	较好	一般	未达标
	主要的优点与不足（如技术的重要原则与难点、服务意识、沟通宣教等）				
指导老师的评分及建议：					
百问不厌——如果你对本学习内容有什么疑问，请在这里留言：					

四、进阶练习

（1）王先生因感冒需服用复方磺胺甲基异恶唑、复方阿司匹林、止咳糖浆，请问该病人应如何正确服用以上药物？

（2）讨论：一些老年的慢性病病人可能合并多种疾病，需长期口服药物治疗，由于病人的年纪大、服药种类繁多且时间不一，该类病人在家中服药时常会出现剂量不对、时间不对甚至自动停药等问题，作为护士你会给他们什么样的建议？

五、评分标准（见表9.3）

表9.3　口服给药操作评分标准

评分项目		分值	评分内容	评分	扣分
核对		2	医嘱，病人的床号、姓名	2	
评估		6	病人的年龄、病情、合作能力	1	
			用药史、家族史、过敏史、不良反应史	2	
			进食能力、方式和安全性	2	
			药物相关知识了解程度	1	
计划	告知	3	对象：病人或（和）家属	1	
			内容：药物作用、副作用、服用方法及注意事项	2	
	操作者	3	服装1，仪表1，洗手、戴口罩1	3	
	物品	4	齐全（缺1项扣1分）	3	
			摆放合理	1	
	病人	8	查对、解释（内容、技巧）	2	
			备体位	2	
			合适的服药时机	4	
实施	取药	12	固体药（方法2，剂量2）	4	
			水剂（方法2，剂量2）	4	
			油剂和滴剂（方法2，剂量2）	4	
	摆药	10	贴标签位置1、方法1、摆药核对2	4	
			药物摆放顺序2、方法2	4	
			摆药后双人核对	2	
	发药	30	核对、解释	各4	
			按时给药4、协助服药6	10	
			服药观察、健康宣教	各6	

(续表9.3)

评分项目		分值	评分内容	评分	扣分
实施	整理	6	病人：沟通、体位 病床单元：整洁 物品：归原、清理（缺1项扣1分）	2 1 3	
	记录	3	发药时间、签全名1，服药效果、不良反应、异常情况处理2	3	
评价	操作质量	10	注意观察、安全舒适 关爱病人、对病人宣教有效 动作轻稳、操作熟练、注重"三查""八对"	缺1项 扣2～ 3分	
	相关知识	3	熟悉相关知识	3	
	操作时间		完成时间8 min，超时1 min扣2～3分		
总分		100分	①发错药视为不及格；②病人及家属不在病房照常发药扣20分	得分	

（冯家宝）

第二节　皮下注射

一、学习任务

（1）能正确评估皮下注射的病人。

（2）能正确实施皮下注射技术操作。

（3）关爱病人，能够及时解决病人的疑问，进行合适的健康教育。

（4）初步运用减轻疼痛的技巧。

二、护理情境

李女士，53岁，因颜面浮肿及四肢浮肿半月，咳嗽、咳痰、痰黏不易咳出，恶心、呕吐3天入院。入院诊断：肾病综合征合并肺部感染。

查体：呼吸25次/分，血压120/80 mmHg。辅助检查示：低蛋白血症、高脂血症、高凝状态。X线片示：肺部感染。

李明医生开出医嘱"低分子肝素钙4 100 U H qd"，见表9.4。

表9.4　长期医嘱单

姓名：李梅　性别：女　年龄：53岁　病区：肾内科　床号：1床　住院号：46867

开始		医嘱	医师签名	执行护士签名	停止			
日期	时间				日期	时间	医师签名	执行护士签名
12月12日	9：00	低分子肝素钙 4 100 U H qd	李明		12月19日	9：00	李明	

第九章 肾病综合征病人的给药护理

三、工作过程

1. **思考与准备**

(1) 请简单介绍"低分子肝素钙"的药理作用及不良反应。

(2) 为病人进行皮下注射低分子肝素钙时，你会对其进行的健康教育内容包括哪些？

(3) 用物准备（请用图的方式简要地表示本操作合理的用物摆放方法）。

2. **具体操作流程**（见图9.2）

皮下注射操作流程参考温馨语言

（贯穿在整个操作中，注意面带笑容）

查对解释：
1. 您好！请问方便告诉我您的名字吗？请把手伸出来，让我看看您的手腕带。
2. ××先生/小姐！因您……，现在我来帮您皮下注射，请您配合一下！（协助备体位）
进针前：现在要给您打针了，有一点痛，不要紧张，请放松！
注射中：请问您有没有不舒服？痛吗？（如回答痛则减慢注射速度，并对病人说）请忍耐一下，很快就打完。
注射后：针已经打完了，有没有不舒服？如果有不舒服可随时告诉我们，谢谢您的配合！

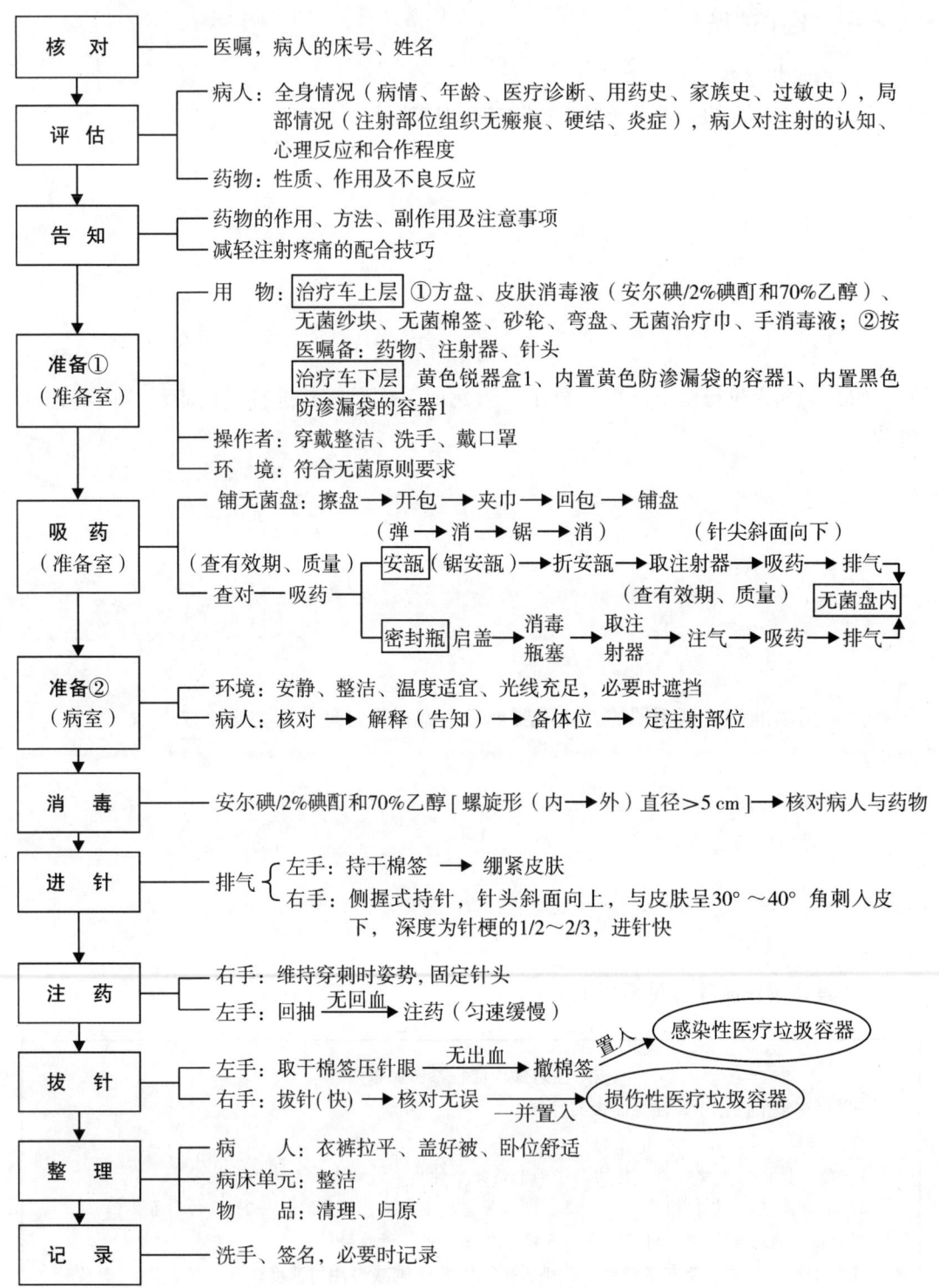

图9.2 皮下注射操作流程

3. 回顾与反思（见表9.5）

表9.5 皮下注射法操作回顾与反思

操作项目	技术的重要原则	各项原则完成情况的自我评分			
皮下注射术	1. "三查""八对"	很好	较好	一般	未达标
	2. 配药准确：遵守操作规程、无菌观念强、剂量准确	很好	较好	一般	未达标
	3. 注射方法：遵守操作规程，无菌观念强，注射部位、进针手法、进针角度、进针深度准确，匀速缓慢推药，拔针快	很好	较好	一般	未达标
	4. 病情观察：注射前评估，注射中观察，注射后宣教	很好	较好	一般	未达标
	5. 职业防护：采取标准预防措施，避免交叉感染	很好	较好	一般	未达标
	6. 临床护理文书书写规范：医嘱的处理、注射卡的填写	很好	较好	一般	未达标
	主要的优点与不足（如技术的重要原则与难点、服务意识、沟通宣教等）				
指导老师的评分及建议：					
百问不厌——如果你对本学习内容有什么疑问，请在这里留言：					

四、进阶练习

病人李某，58岁，患糖尿病多年，现遵医嘱自行于三餐前30 min行胰岛素注射，请问应采用什么注射方法？如何定位？若你是他的责任护士，如何对其进行健康指导？

五、评分标准（见表9.6）

表9.6 皮下注射操作评分标准

评分项目		分值	评 分 内 容	评分	扣分
核 对		2	医嘱，病人的床号、姓名	2	
评 估		5	病人的病情、年龄、医疗诊断、用药史、过敏史、注射部位的皮肤情况，药物的性质、作用及不良反应	3	
			病人对注射的认知、心理反应和合作程度	2	
计划	操作者	3	服装1，仪表1，洗手、戴口罩1	3	
	物品	6	齐全、准确（缺/欠准确1项扣1分，需要而缺急救盒者则扣完）4，整洁、摆放合理2	6	
	环境	2	符合无菌操作要求	2	
实施	铺无菌盘	5	擦盘、开包、夹巾、回包、铺盘	各1	
	吸 药	14	查对（标签、药物质量）	2	
			弹→消→锯→消→折、持针手法	各2	
			方法对、药量准	各2	
			排气方法、不浪费药液	各2	
	环境	2	安静、整洁、温度适宜、光线充足，必要时遮挡	2	
	备体位	4	查对1、解释1（内容、技巧），体位正确2	4	
	定 位	8	方法对、部位准	各4	
	穿 刺	29	消毒、查对	各2	
			持针手法、进针角度、进针手法	各3	
			固定、回抽、注药	各3	
			分散注意力、观察	各2	
			拔针（干棉签压针眼1）	3	
	整 理	5	病人：衣裤拉平、盖好被、卧位舒适	2	
			病床单元：整洁	1	
			物品：清理（用物分类处理）、归原	2	
	记 录	2	洗手、签名及相关记录	2	
评价	操作质量	10	关心体贴、观察细；操作熟练、按规程 无痛注射、部位准；查对、无菌、细又严	缺1项扣2～3分	
	相关知识	3	熟悉相关知识	3	
	操作时间		完成时间10 min，超时1 min扣2分		
总 分		100分	①污染扣10分，污染更换扣2分，跨无菌区1次扣2分；②严重违反无菌操作原则、执行医嘱错误、药液剂量不准确、注射部位偏差过大者均不及格	得分	

（韩春明）

第三节 肌内注射

一、学习任务

（1）能正确评估肌内注射的病人。
（2）能熟练掌握肌内注射部位的定位方法。
（3）能正确实施肌内注射技术操作。
（4）关爱病人，能够及时解决病人的疑问，进行合适的健康教育。
（5）初步运用减轻疼痛的技巧。

二、护理情境

李女士，53岁，因颜面浮肿及四肢浮肿半月，咳嗽、咳痰、痰黏不易咳出，恶心、呕吐3天入院。入院诊断：肾病综合征合并肺部感染。

查体：呼吸25次/分，血压120/80 mmHg。辅助检查示：低蛋白血症、高脂血症、高凝状态。X线片示：肺部感染。

李明医生开出医嘱"胃复安10 mg im prn"，见表9.7。

表9.7 长期医嘱单

姓名：李梅　性别：女　年龄：53岁　病区：肾内科　床号：1床　住院号：46867

开始		医嘱	医师签名	执行护士签名	停止			
日期	时间				日期	时间	医师签名	执行护士签名
12月12日	9：00	胃复安10 mg im prn	李明		12月15日	9：00	李明	

三、工作过程

1. 思考与准备

（1）医嘱的分类有哪些？上述医嘱应该在什么情况下执行？

(2) 请简单介绍"胃复安"的药理作用及不良反应。

(3) 为病人进行肌内注射时，你会对其进行的健康教育内容包括哪些？

(4) 用物准备（请用图的方式简要地表示本操作合理的用物摆放方法）。

2. **具体操作流程**（见图9.3）

肌内注射操作流程参考温馨语言

（贯穿在整个操作中，注意面带笑容）
查对、解释：
1. 您好！请问方便告诉我您的名字吗？请把手伸出来，让我看看您的手腕带。
2. ××先生/小姐！因您……，现在我来帮您肌内注射，请您配合一下！（协助备体位）
进针前：现在要给您打针了，有一点痛，不要紧张，请放松！
注射中：请问您有没有不舒服？痛吗？（如回答痛则减慢注射速度，并对病人说）请忍耐一下，很快就打完。
注射后：针已经打完了，有没有不舒服？如果有不舒服可随时告诉我们，谢谢您的配合！

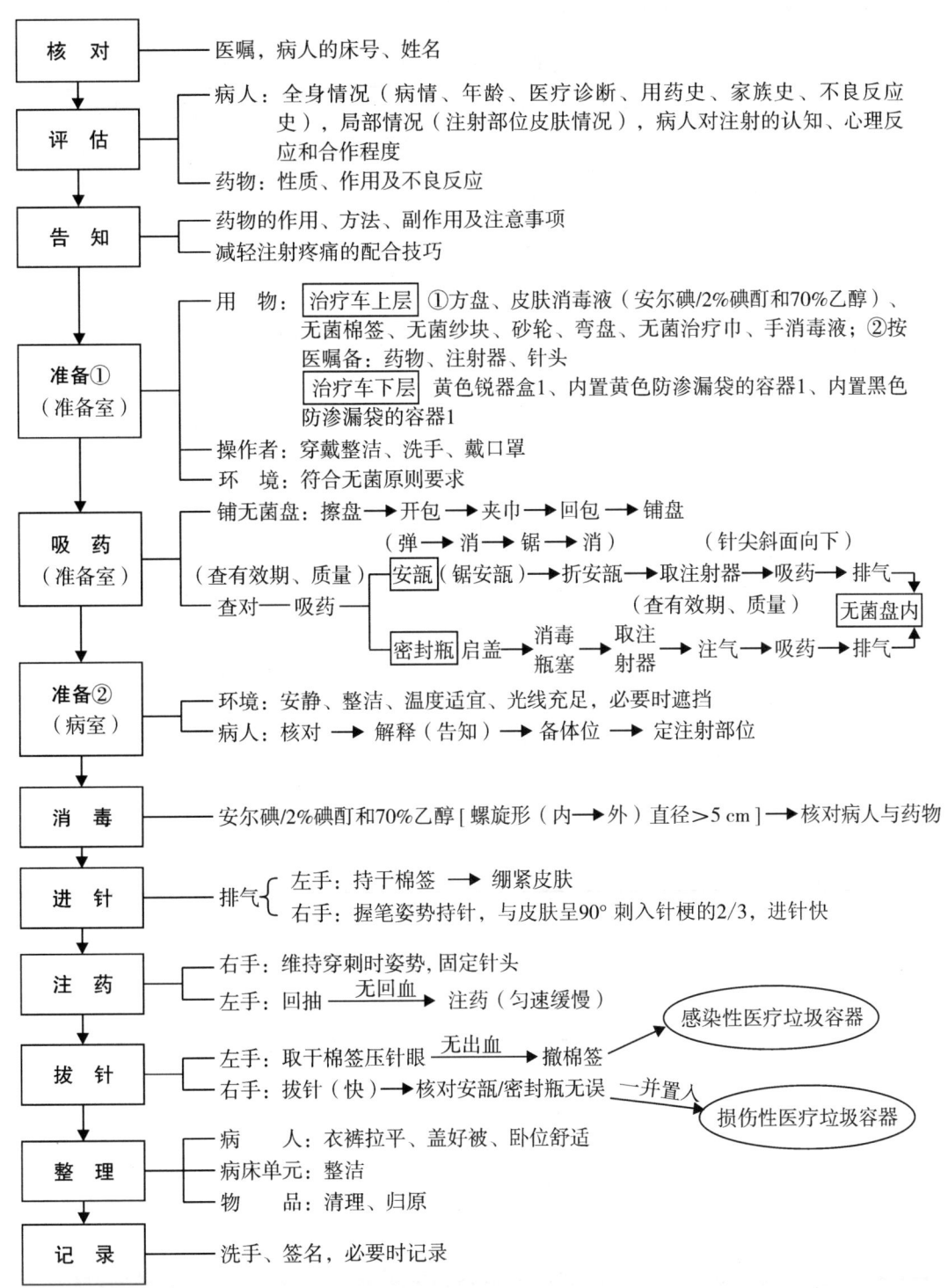

图9.3 肌内注射操作流程

3. 回顾与反思（见表9.8）

表9.8 肌内注射术操作回顾与反思

操作项目	技术的重要原则	各项原则完成情况的自我评分			
肌内注射术	1. "三查""八对"	很好	较好	一般	未达标
	2. 配药准确：遵守操作规程，无菌观念强，剂量准确	很好	较好	一般	未达标
	3. 注射方法：遵守操作规程，无菌观念强，注射部位、进针手法、进针角度、进针深度准确，匀速缓慢推药，拔针快	很好	较好	一般	未达标
	4. 病情观察：注射前评估，注射中观察，注射后宣教	很好	较好	一般	未达标
	5. 职业防护：采取标准预防措施，避免交叉感染	很好	较好	一般	未达标
	6. 临床护理文书书写规范：医嘱的处理，注射卡的填写	很好	较好	一般	未达标
	主要的优点与不足（如技术的重要原则与难点、服务意识、沟通宣教等）				

指导老师的评分及建议：

百问不厌——如果你对本学习内容有什么疑问，请在这里留言：

四、进阶练习

患儿王某，18个月，因急性上呼吸道感染而住院治疗。体温39 ℃，脉搏120次/分。遵医嘱给予林可霉素0.3 mg im bid。请你考虑适宜的注射部位，怎样定位？给婴幼儿进行肌内注射应注意什么？

五、评分标准（见表9.9）

表9.9 肌内注射操作评分标准

评分项目		分值	评 分 内 容	评分	扣分
核 对		2	医嘱，病人的床号、姓名	2	
评 估		5	病人的病情、年龄、医疗诊断、用药史、过敏史、注射部位的皮肤情况、药物的性质、作用及不良反应	3	
			病人对注射的认知、心理反应和合作程度	2	
计划	操作者	3	服装1，仪表1，洗手、戴口罩1	3	
	物品	6	齐全、准确（缺/欠准确1项扣1分，需要使用但缺急救盒者则扣完本项分值）4，整洁、摆放合理2	6	
	环境	2	符合无菌操作要求	2	
实施	铺无菌盘	5	擦盘、开包、夹巾、回包、铺盘	各1	
	吸药	14	查对（标签、药物质量）	2	
			弹→消→锯→消→折、持针手法	各2	
			方法对、药量准	各2	
			排气方法、不浪费药液	各2	
	环境	2	安静、整洁、温度适宜、光线充足，必要时遮挡	2	
	备体位	4	查对、解释（内容、技巧）1，体位正确3	4	
	定位	8	方法对、部位准	各4	
	穿刺	29	消毒、查对	各2	
			持针手法、进针角度、进针手法	各3	
			固定、回抽、注药	各3	
			分散注意力、观察	各2	
			拔针（干棉签压针眼1）	3	
	整理	5	病人：衣裤拉平、盖好被、卧位舒适	2	
			病床单元：整洁	1	
			物品：清理（用物分类处理）、归原	2	
	记录	2	洗手、签名及相关记录	2	
评价	操作质量	10	关心体贴、观察细；操作熟练、按规程无痛注射、部位准；查对、无菌，细又严	缺1项扣2～3分	
	相关知识	3	熟悉相关知识	3	
	操作时间		完成时间10 min，超时1 min扣2分		
总 分		100分	①污染扣10分，污染更换扣2分，跨无菌区1次扣2分；②严重违反无菌操作原则、执行医嘱错误、药液剂量不准确、注射部位偏差过大者均不及格	得分	

（韩春明）

第四节 药物过敏试验

一、学习任务

（1）能正确评估药物过敏试验的病人。
（2）能正确配制有效浓度的青霉素皮试液。
（3）能正确实施皮内注射技术操作。
（4）关爱病人，能够及时解决病人的疑问，进行合适的健康教育。
（5）能判断青霉素过敏反应的表现。

二、护理情境

李女士，53岁，因颜面浮肿及四肢浮肿半月，咳嗽、咳痰、痰黏不易咳出，恶心、呕吐3天入院。入院诊断：肾病综合征合并肺部感染。

查体：呼吸25次/分，血压120/80 mmHg。辅助检查示：低蛋白血症、高脂血症、高凝状态。X线片示：肺部感染。

李明医生开出医嘱"青霉素皮试"，见表9.10。

表9.10 临时医嘱单

姓名：李梅　性别：女　年龄：53岁　病区：肾内科　床号：1床　住院号：46867

日期	时间	医　　嘱	医师签名	执行时间	执行护士签名
12月12日	9：00	青霉素AST	李明	-	

三、工作过程

1. 思考与准备

（1）为保护病人安全，操作环境必须具备的条件包括哪些？

(2）为病人进行该操作时，你会对病人进行的健康教育内容包括哪些？

（3）用物准备（请用图的方式简要地表示本操作合理的用物摆放方法）。

2. **具体操作流程**（见图9.4）

青霉素过敏试验操作流程参考温馨用语

（贯穿在整个操作中，注意面带笑容）

查对、解释：

1. 您好！请问方便告诉我您的名字吗？请把手伸出来，让我看看您的手腕带，好吗？

2. 因您……，需要注射青霉素，请问您注射过青霉素吗？有没有对其他药物或食物过敏？您的家人呢？那再请问您有没有吃过×餐呢？现在需要上洗手间吗？现在准备帮您做皮肤过敏试验（皮试）。

操作前：您好！××先生/小姐，我现在来帮您做皮试了，请您配合一下！

进针前：现在要给您进针了，有点痛，请您放松。

进针时：现在感觉怎么样？有没有不舒服？

进针后：现在已经皮试完了，请您不要按压注射皮丘，20 min后我会来看结果，请别离开病房，谢谢您的合作。如果有不舒服，随时按呼叫铃，我们会马上到！放在床头柜上的物品是急救用品。

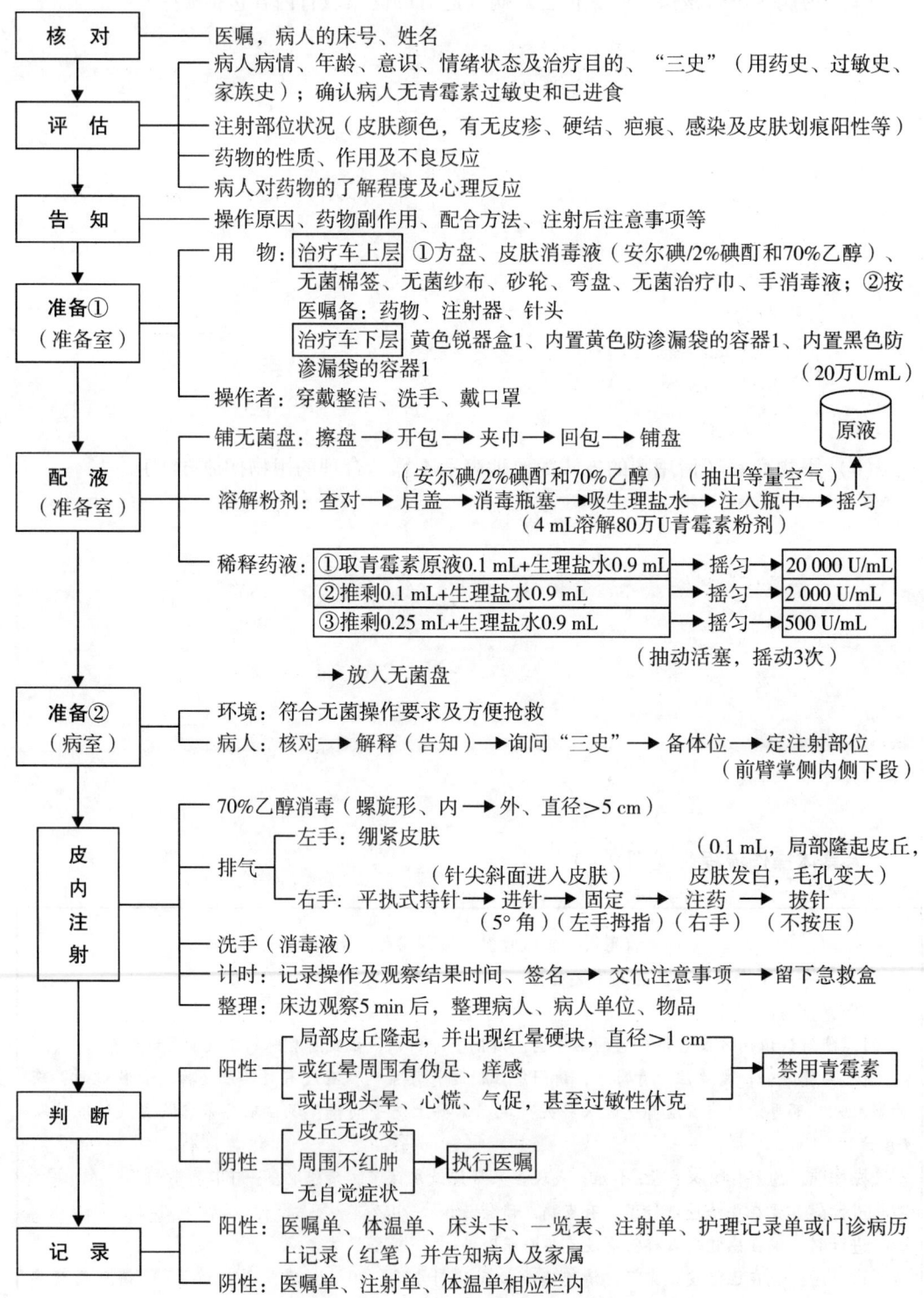

图9.4 青霉素过敏试验操作流程

3. **回顾与反思**（见表9.11）

表9.11 皮内注射操作回顾与反思

操作项目	技术的重要原则	各项原则完成情况的自我评分			
皮内注射术	1. "三查""八对"	很好	较好	一般	未达标
	2. **配药准确**：遵守操作规程，无菌观念强，剂量准确	很好	较好	一般	未达标
	3. **注射方法**：注射部位和进针手法准确，注射剂量准确，皮丘符合要求，结果判断及时正确	很好	较好	一般	未达标
	4. **病情观察**：操作前评估，做好急救准备，操作后宣教到位及严密观察	很好	较好	一般	未达标
	5. **职业防护**：采取标准预防措施，避免交叉感染	很好	较好	一般	未达标
	6. **临床护理文书书写规范**：皮试结果的记录，医嘱的处理，注射单的填写	很好	较好	一般	未达标
	主要的优点与不足（如技术的重要原则与难点、服务意识、沟通宣教等）				
指导老师的评分及建议：					
百问不厌——如果你对本学习内容有什么疑问，请在这里留言：					

四、进阶练习

丁先生，25岁，近3个月出现咳嗽、咳痰、咯血、午后低热等症状，怀疑肺结核，现入院治疗，医嘱纯蛋白衍生物结核菌素（PPD）试验检查。如果你是责任护士，请问此项试验的原理是什么？操作实施要点是什么？应该注意哪些问题？怎样观察试验结果？

五、评分标准（见表9.12）

表9.12 青霉素过敏试验操作评分标准

评分项目		分值	评分内容	评分	扣分
核 对		2	医嘱，病人的床号、姓名	2	
评 估		4	病人病情、年龄、意识、情绪及治疗目的、用药史、过敏史、家族史，确认病人无青霉素过敏史和已进食	1	
			注射部位组织状况（皮肤颜色，有无皮疹、硬结、疤痕、感染等）	1	
			病人对青霉素皮试的认知、接受和合作程度1，告知相关事宜1	2	
计划	操作者	3	服装1，仪表1，洗手、戴口罩1	3	
	物 品	6	齐全、准确（缺/欠准确1项扣1分，缺急救盒者则扣完）	4	
			整洁、摆放合理	2	
	环 境	1	符合无菌操作要求	1	
实施	铺无菌盘	5	擦盘、开包、夹巾、回包、铺盘	各1	
	溶 药	12	查对（标签、药物质量）	2	
			启盖、割安瓿、消毒	2	
			持针、吸药、溶解、排气	各2	
	配 液	16	吸药准确、步骤对；充分摇匀、方法好	各2	
			弃去药液、不着地；处理原液、放置妥	各2	
	环 境	1	安静、整洁、温度适宜、光线充足	1	
	解 释	4	查对2、解释1（内容、技巧）、问"三史"1	4	
	皮内注射	24	选位、消毒、持针手法、进针角度、进针手法	各2	
			固定、注药、拔针		
			皮丘标准、记录看结果时间、留下急救盒、交代注意事项		
	整 理	3	病人：衣裤拉平、盖好被、卧位舒适	1	
			病床单元：整洁	1	
			物品：清理、归原	1	
	观 察 记 录	6	按时观察结果2，结果判断正确（口述）、记录（口述）2	4	
			急救盒归原	2	
评价	操作质量	10	配药准备、按规程；操作熟练、无菌够（无违反无菌原则）查对认真、沟通好；关心体贴、观察细	10	
	相关知识	3	熟悉相关知识	3	
	操作时间		完成时间15 min，超时1 min扣2分		
总 分		100	①污染扣10分，污染后更换扣2分，跨无菌区1次扣2分，重注扣5分；②严重违反无菌操作原则、执行医嘱错误、药物剂量不准确、注射部位偏差过大者均为不及格	得分	

（韩春明）

第五节 静脉注射

一、学习任务

（1）能对静脉注射的病人进行评估。
（2）根据静脉选择原则合理选用静脉。
（3）能够正确实施静脉注射技术操作。
（4）关爱病人，能够及时解决病人的疑问，进行适当的健康教育。

二、护理情境

李梅，53 岁，因颜面浮肿及四肢浮肿半月，咳嗽、咳痰、痰黏不易咳出，恶心、呕吐 3 天入院。入院诊断：肾病综合征合并肺部感染。

查体：呼吸 25 次/分，血压 120/80 mmHg。辅助检查示：低蛋白血症、高脂血症、高凝状态. X 线片示：肺部感染。

医嘱：环磷酰胺 200 mg + 0.9% 氯化钠注射液 20 mL，iv qod，见表 9.13。

表 9.13 长期医嘱单

姓名：李梅　性别：女　年龄：53 岁　病区：肾内科　床号：1 床　住院号：46867

开始		医嘱	医师签名	执行护士签名	停止			
日期	时间				日期	时间	医师签名	执行护士签名
12 月 10 日	9：00	环磷酰胺 200 mg	李明					
12 月 10 日	9：00	0.9% 氯化钠注射液 20 mL　iv qod	李明					

三、工作过程

1. 思考与准备

（1）用物准备（请用图的方式简要地表示本操作合理的用物摆放方法）。

（2）请简单介绍"环磷酰胺"的药理作用及不良反应。

（3）在配置上述药物时，护理人员应注意什么？

（4）"环磷酰胺"为化疗药，给病人注射时护士应注意什么？

2. 具体操作流程（见图9.5）

静脉注射操作流程参考温馨语言

（贯穿在整个操作中，注意面带笑容）

查对、解释：您好！请问方便告诉我您的名字吗？请把手伸出来，让我看看您的手腕带，好吗？因您……，现在占用您一点时间给您静脉注射，请您配合。

进针前：现在要给您打针了，有点痛，不要紧张，请轻轻握着拳头。

注射中：请问您有没有不舒服？痛吗？（如回答痛则减慢注射速度，并对病人说）请忍耐一下，很快就打完。

注射后：针已经打完了，有没有不舒服？如果有不舒服可随时告诉我们，谢谢您的配合！

第九章 肾病综合征病人的给药护理

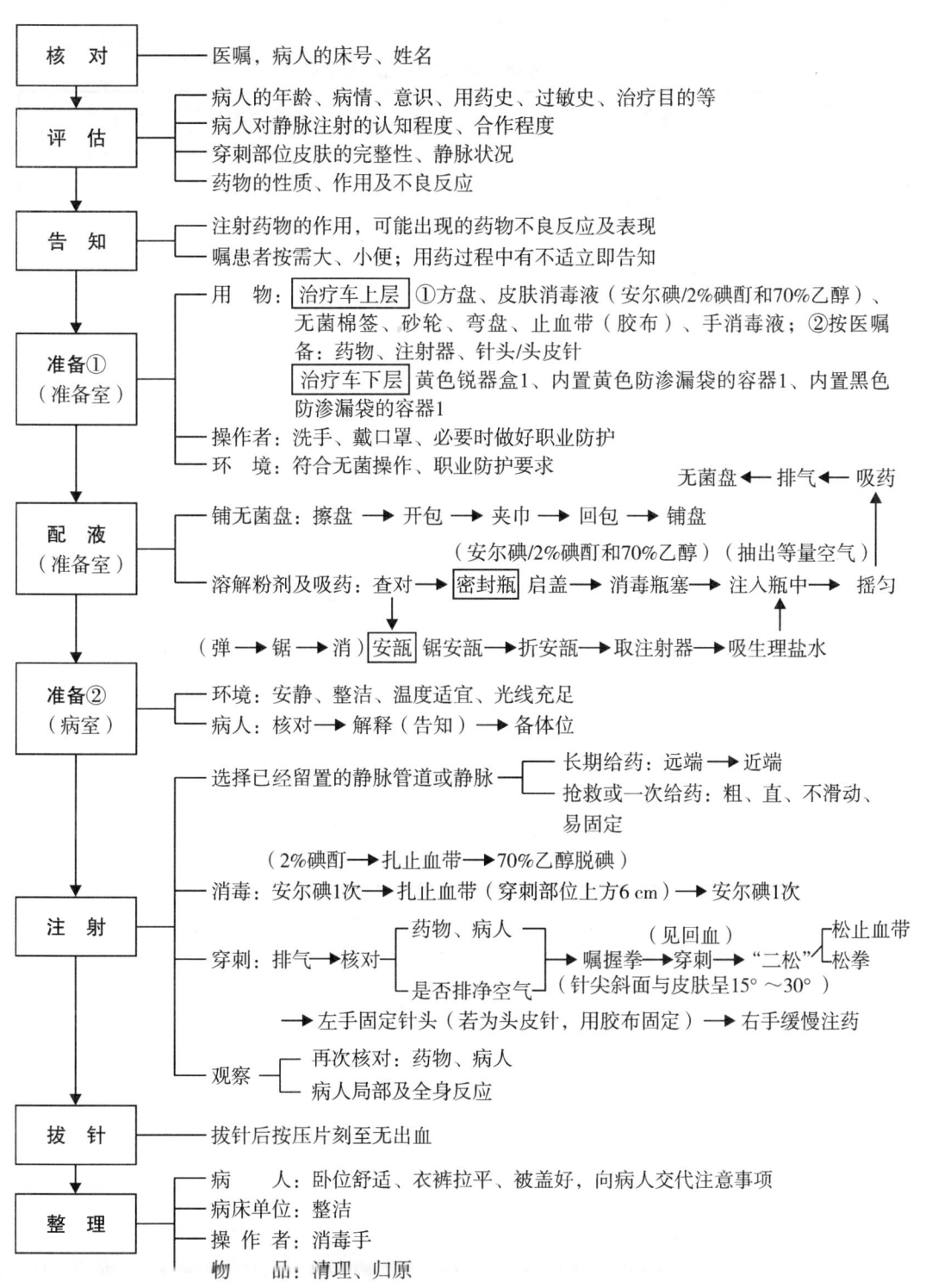

图9.5 静脉注射操作流程

3. 回顾与反思（见表9.14）

表9.14 静脉注射术操作回顾与反思

操作项目	技术的重要原则	各项原则完成情况的自我评分			
静脉注射术	1."三查""八对"	很好	较好	一般	未达标
	2. 配药准确：遵守操作规程，无菌观念强，剂量准确	很好	较好	一般	未达标
	3. 注射方法：遵守操作规程，无菌观念强，合理选用静脉，进针手法佳，穿刺成功，匀速缓慢推药，拔针快	很好	较好	一般	未达标
	4. 病情观察：操作前评估，操作中观察，操作后宣教	很好	较好	一般	未达标
	5. 职业防护：采取标准预防措施，避免交叉感染	很好	较好	一般	未达标
	6. 临床护理文书书写规范：医嘱的处理，注射卡的填写	很好	较好	一般	未达标
	主要的优点与不足（如技术的重要原则与难点、服务意识、沟通宣教等）				
指导老师的评分及建议：					
百问不厌——如果你对本学习内容有什么疑问，请在这里留言：					

四、进阶练习

李梅在接受静脉注射环磷酰胺后，实习护生小王巡视病房时，李梅说她手臂疼痛难受，小王检查发现李梅左前臂注射部位出现红肿，局部无硬块，有触痛。

请问：（1）李阿姨的手臂发生了什么问题？你认为应该如何处理？

（2）注射环磷酰胺期间，对该病人进行的健康教育内容应包括哪些方面？

五、评分标准（见表9.15）

表9.15 静脉注射操作评分标准

评分项目		分值	评分内容	评分	扣分
核 对		2	医嘱，病人的床号、姓名	2	
评 估		5	病人的年龄、病情、意识、用药史、过敏史，治疗目的等2 患者对静脉注射的认知程度、合作程度1 穿刺部位皮肤完整性、静脉状况1 药物性质、作用及不良反应1	5	
计划	操作者	3	服装1、仪表1、洗手、戴口罩、剪指甲1	3	
	物品	6	齐全、准确（缺1项扣1分）4，整洁、摆放合理2	6	
	环境	1	符合无菌操作和职业防护要求	1	
实施	铺无菌盘	5	擦盘、开包、夹巾、回包、铺盘	各1	
	配液	15	查对（标签、药物质量） 弹→锯→消→折、持针手法 方法对、药量准 排气方法、不浪费药液	2 各2 各2.5 各2	
	环境	1	安静、整洁、温度适宜、光线充足	1	
	备体位	5	查对1、解释1（内容、技巧），体位正确3	5	
	注射	37	选静脉、消毒、扎止血带、嘱握拳 再次核对（"三查""八对"） 穿刺方法（角度合适、一针见血） 穿刺后"二松"（松拳、松带） 固定、回抽、注药 分散病人注意力、观察病人 拔针（干棉签压针眼1）	各3 4 4 4 各2 各2 3	
	整理	5	病人：衣裤拉平、盖好被、卧位舒适 病床单元：整洁 物品：清理（用物分类处理）、归原	2 1 2	
	记录	2	洗手、签名及相关记录	2	
评价	操作质量	10	态度认真、查对严；操作熟练、按规程 密切观察、沟通好；关心体贴、观察细 无痛注射、无菌够	缺1项 扣2～ 3分	
	相关知识	3	熟悉相关知识	3	
	操作时间		完成时间12 min，超时1 min扣2分		
总 分		100分	①污染扣10分，污染更换扣2分，跨无菌区1次扣2分； ②严重违反无菌操作原则，执行医嘱错误，药液剂量不准确，2次穿刺不成功者均不及格	得分	

（陈东雪）

第六节 静脉输液

一、学习任务

(1) 能正确评估外周静脉输液病人。
(2) 能够正确实施外周静脉输液技术操作。
(3) 关爱病人，能够及时解决病人的疑问，进行合适的健康教育。
(4) 能应对外周静脉输液常见的故障。

二、护理情境

李梅，53岁，因颜面浮肿及四肢浮肿半月，咳嗽、咳痰、痰黏不易咳出，恶心、呕吐3天入院。入院诊断：肾病综合征合并肺部感染。

查体：呼吸25次/分，血压120/80 mmHg。辅助检查示：低蛋白血症、高脂血症、高凝状态。X线片示：肺部感染。

医嘱：青霉素480万U+0.9%氯化钠注射液250 mL，iv drip bid，见表9.16。

表9.16 长期医嘱单

姓名：李梅 性别：女 年龄：53岁 病区：肾内科 床号：1床 住院号：46867

开始		医嘱	医师签名	执行护士签名	停止			
日期	时间				日期	时间	医师签名	执行护士签名
12月12日	9:00	青霉素480万U		李明	12月15日	9:00	李明	
12月12日	9:00	0.9%氯化钠注射液250 mL iv drip bid		李明	12月15日	9:00	李明	

三、工作过程

1. 思考与准备

(1) 静脉输液前需要评估的内容包括哪些？如何评估？

(2) 用物准备（请用图的方式简要地表示本操作合理的用物摆放方法）。

(3) 为病人进行操作时，你会对该病人进行的健康教育内容包括哪些?

2. **具体操作流程**（见图9.6）

密闭式静脉输液操作流程参考温馨语言

（贯穿在整个操作中，注意面带笑容）

　　查对、解释：您好！请问方便告诉我您的名字吗？请把手伸出来，让我看看您的手腕带，好吗？因您……，现在占用您一点时间给您输液，请问您需要大小便吗？

　　进针前：现在要给您打针了，有点痛，不要紧张，请轻轻握着拳头。

　　进针后：请放松拳头！

　　关心及交代注意事项：

　　1. 请问您有没有不舒服？注射部位痛吗？如果有不舒服，或有什么需求，随时告诉我们，请您的手或××不要随意动，以免针头脱出或血管穿破引起肿胀。

　　2. 我会经常巡视您的补液，请您不要自己调输液速度，现在这个滴速正适合您的治疗要求。如果滴完我们未及时巡视到或您需要大小便，这里有呼叫铃，可随时按铃，我们会马上到，不用客气！谢谢您的合作！

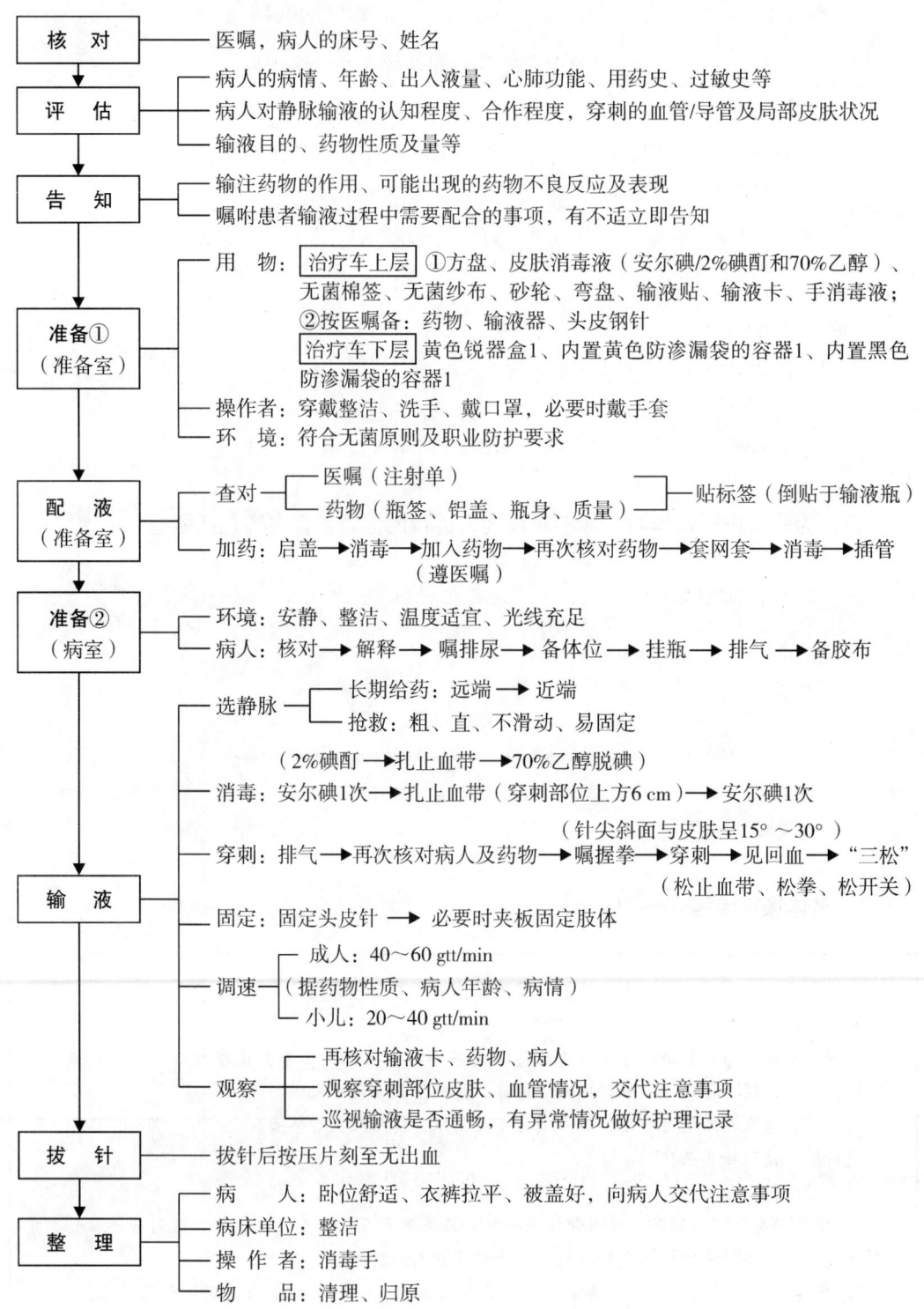

图 9.6 密闭式静脉输液操作流程

3. 回顾与反思（见表9.17）

表9.17 密闭式静脉输液操作回顾与反思

操作项目	技术的重要原则	各项原则完成情况的自我评分			
密闭式静脉输液	1. "三查""八对"	很好	较好	一般	未达标
	2. **配药准确**：遵守操作规程，无菌观念强，剂量准确	很好	较好	一般	未达标
	3. **注射方法**：遵守操作规程；排净空气，合理选用静脉；进针手法佳，穿刺成功；合理调整滴速；健康宣教到位	很好	较好	一般	未达标
	4. **病情观察**：输液前评估，输液中观察，输液效果评价	很好	较好	一般	未达标
	5. **职业防护**：采取标准预防措施，避免交叉感染	很好	较好	一般	未达标
	6. **临床护理文书书写规范**：医嘱的处理，注射卡和输液巡视卡的填写	很好	较好	一般	未达标
	主要的优点与不足（如技术的重要原则与难点、服务意识、沟通宣教等）				

指导老师的评分及建议：

百问不厌——如果你对本学习内容有什么疑问，请在这里留言：

四、进阶练习

实习生小王今天护理了一位从手术室回来的病人，发现该病人右手肘部的静脉输液导管跟平时的静脉输液的头皮针不一样，带教老师告诉小王这是PICC。

请问：（1）什么是PICC？

（2）PICC适用于哪些病人？

五、评分标准（见表9.18）

表9.18 密闭式静脉输液操作评分标准

评分项目		分值	评分内容	评分	扣分
核对		2	医嘱，病人的床号、姓名	2	
评估		5	病人的病情、年龄、出入液量、心肺功能、用药史、过敏史等2 病人对静脉输液的认知程度、合作程度1 穿刺的血管/导管及局部皮肤状况1 输液目的、药物性质及量等1	5	
计划	操作者	3	服装1，仪表1，洗手、戴口罩1	3	
	物品	5	齐全、准确（缺1项扣1分） 整洁、摆放合理	3 2	
	环境	2	安静、整洁、温度适宜、光线充足	2	
	病人	3	查对、解释（内容、技巧）、问"二便"	各1	
	插管	10	查对（药物质量、瓶签、输液管） 启盖、消毒、加药、再核对、套网、消毒、插管	各1 各1	
实施	排气	6	排气一次成功，气泡处理方法正确 液体排在弯盘内、不浪费药液	3 3	
	穿刺	20	备胶布、选静脉、消毒、扎止血带、嘱握拳 再次核对（查人查药） 穿刺方法（角度合适、一针见血） 穿刺后"三松"（松拳、松带、松夹）	各2 2 5 各1	
	固定	5	固定针头（牢固、美观） 肢体位置（必要时夹板固定肢体）	各2 1	
	调速	6	方法好（对表调速）、速度合适（记录正确）	各3	

（续表9.18）

评分项目		分值	评分内容	评分	扣分
实施	查对 观察 记录	10	查对（医嘱、输液卡、药物） 观察（病人局部、全身）2、交代病人注意事项2、巡视2 执行时间1、输液情况1	2 6 2	
	拔针	2	关调节器、拔针方法正确（按压穿刺点上方、迅速拔针）	2	
	整理	6	病人：衣裤拉平、盖好被、卧位舒适 病床单元：整洁 操作者：消毒手 物品：清理、归原	2 1 1 2	
	记录	2	签名（记出入液量）	2	
评价	操作质量	10	态度认真、查对严；操作熟练、无菌够 密切观察、沟通好；动作轻巧、药物准	缺1项扣2～3分	
	相关知识	3	熟悉相关知识	3	
	操作时间		完成时间15 min，超时1 min扣2分		
总 分		100	①污染扣10分，污染后更换扣2分，跨无菌区1次扣2分； ②严重违反无菌操作原则、执行医嘱错误、药液剂量不准确、2次穿刺不成功者均不及格	得分	

（陈东雪）

第十章 五官科基本护理技术

一、学习任务

（1）能对需要眼内给药、鼻腔给药及耳内给药的病人进行初步评估。
（2）能正确实施眼内、鼻内及耳内给药技术操作。
（3）关爱病人，能够及时解决病人的疑问，进行合适的健康教育。
（4）互学共进，培养医护、护士间的团队合作精神。

二、护理情境

陈梦琪，女，18岁，既往有过敏性结膜炎和过敏性鼻炎病史，2天前右耳出现耳痛、耳部流液，1天前出现晨起打喷嚏、鼻塞、鼻痒、流清水样涕，伴有眼痒、眼红、流眼泪，来院就诊。

查体：双外耳无畸形，右外耳道肿胀、充血，黏性分泌物积聚，鼓膜无法窥及，局部触痛（++），眼睑肿胀，结膜充血、水肿。鼻中隔居中，鼻黏膜苍白，双下鼻甲水肿，总鼻道及鼻底可见清黏涕。

诊断：右外耳道炎，过敏性鼻炎，过敏性结膜炎。

李明医生开出医嘱："双氯芬酸钠滴眼液（滴眼）qid，复方薄荷脑滴鼻液（滴鼻）qid，新霉素滴耳液（滴耳）qid"，见表10.1。

表10.1 长期医嘱单

姓名：陈梦琪　性别：女　年龄：18岁　病区：耳鼻喉科　床号：1床　住院号：46867

开始		医嘱	医师签名	执行护士签名	停止		医师签名	执行护士签名
日期	时间				日期	时间		
9月10日	9：00	双氯芬酸钠滴眼液滴眼 qid	李明		9月14日	9：00	李明	
9月10日	9：00	复方薄荷脑滴鼻液滴鼻 qid	李明		9月14日	9：00	李明	
9月10日	9：00	新霉素滴耳液滴耳 qid	李明		9月14日	9：00	李明	

三、工作过程

1. 思考与准备

（1）在执行上述医嘱前，你会评估病人的哪些情况？如何评估？

（2）用物准备（请用图的方式简要地表示本操作合理的用物摆放方法）。

2. **具体操作流程**（见图10.1～图10.4）

滴眼药水操作流程参考温馨用语

（贯穿在整个操作中，注意面带笑容）

查对、解释：您好！请问方便告诉我您的名字吗？请把手伸出来，让我看看您的手腕带，好吗？为了缓解您的眼红、眼痒等症状，我现在要帮您滴眼药水，希望您配合，在这过程中有什么不舒服可随时跟我讲。

操作时：现在请您把眼睛朝上看，我要滴药水了，药水会有点凉。请您轻轻闭眼1～2 min。

操作后：现在已经滴完眼药水了，谢谢您的配合。

交代嘱咐：请您平时多注意用眼卫生，不要用手指揉搓眼睛等。

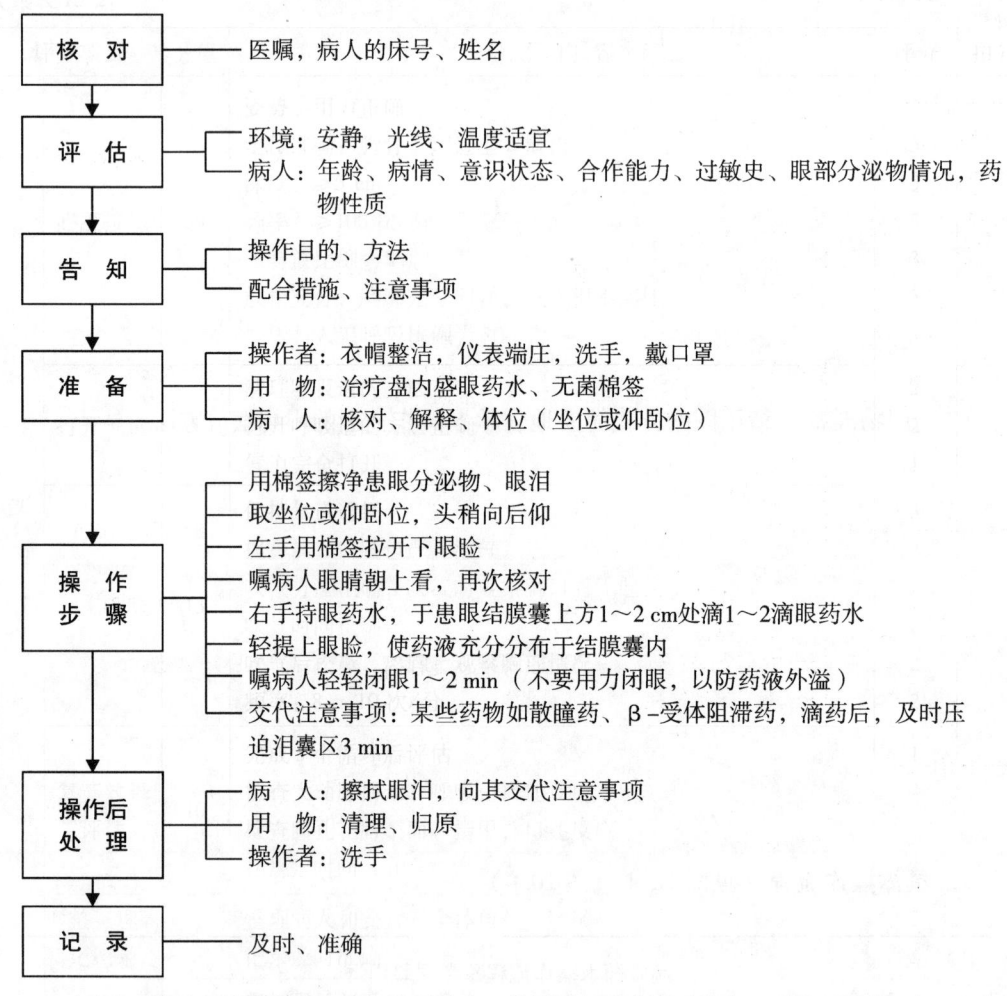

（病人一般白天滴眼药水，晚上涂眼药膏；若同时用则先滴眼药水，后涂眼药膏。）

图 10.1 眼内给药（滴眼药水）操作流程

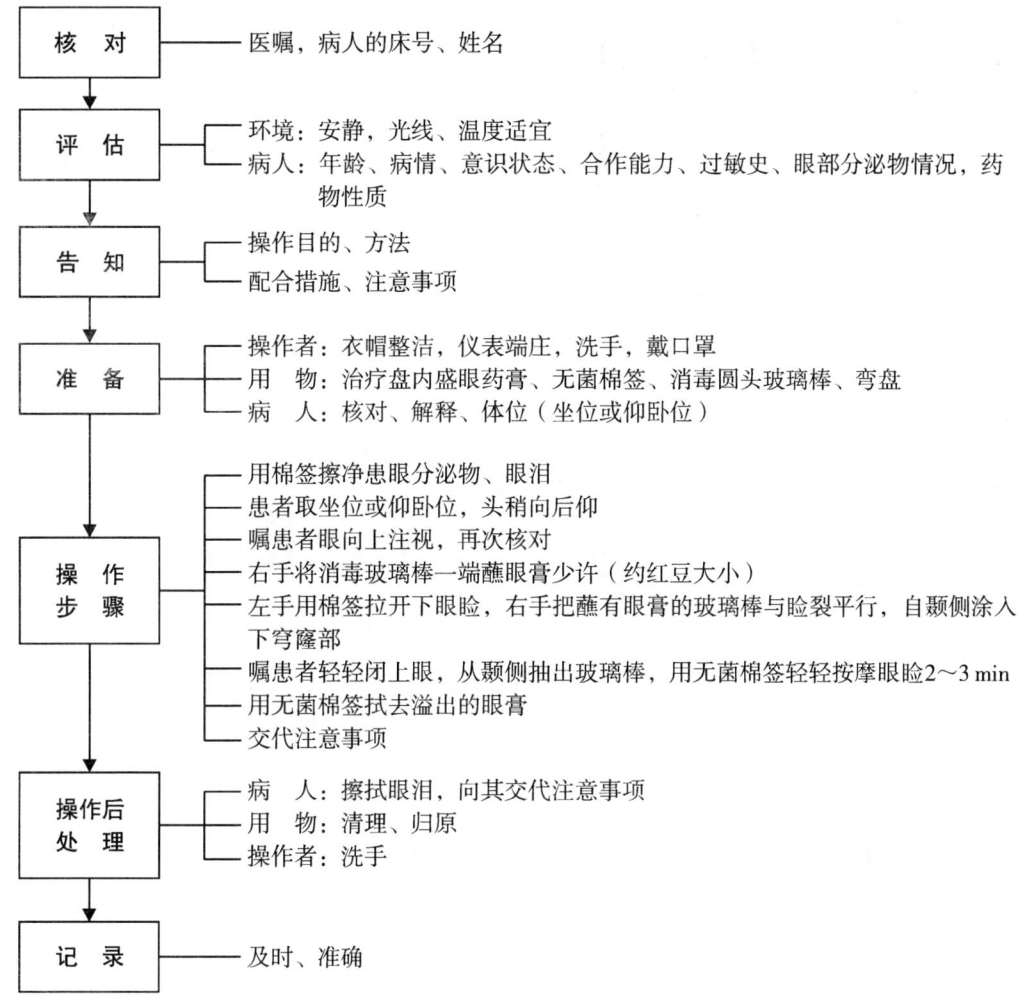

（病人一般白天滴眼药水，晚上涂眼药膏；若同时用则先滴眼药水，后涂眼药膏。）

图10.2　眼内给药（涂眼药膏）操作流程

涂眼药膏操作流程参考温馨用语

（贯穿在整个操作中，注意面带笑容）

查对、解释：您好！请问方便告诉我您的名字吗？请把手伸出来，让我看看您的手腕带，好吗？为了缓解您的眼红、眼痒等症状，我现在要帮您涂眼药膏，希望您配合，在这过程中有什么不舒服可随时跟我讲。

操作时：现在请您把眼睛朝上看，我要涂眼药膏了，会有点凉。请您轻轻闭眼1～2 min。

操作后：现在已经涂完眼药膏了，谢谢您的配合。

交代嘱咐：请您平时多注意用眼卫生，不要用手指揉搓眼睛等。

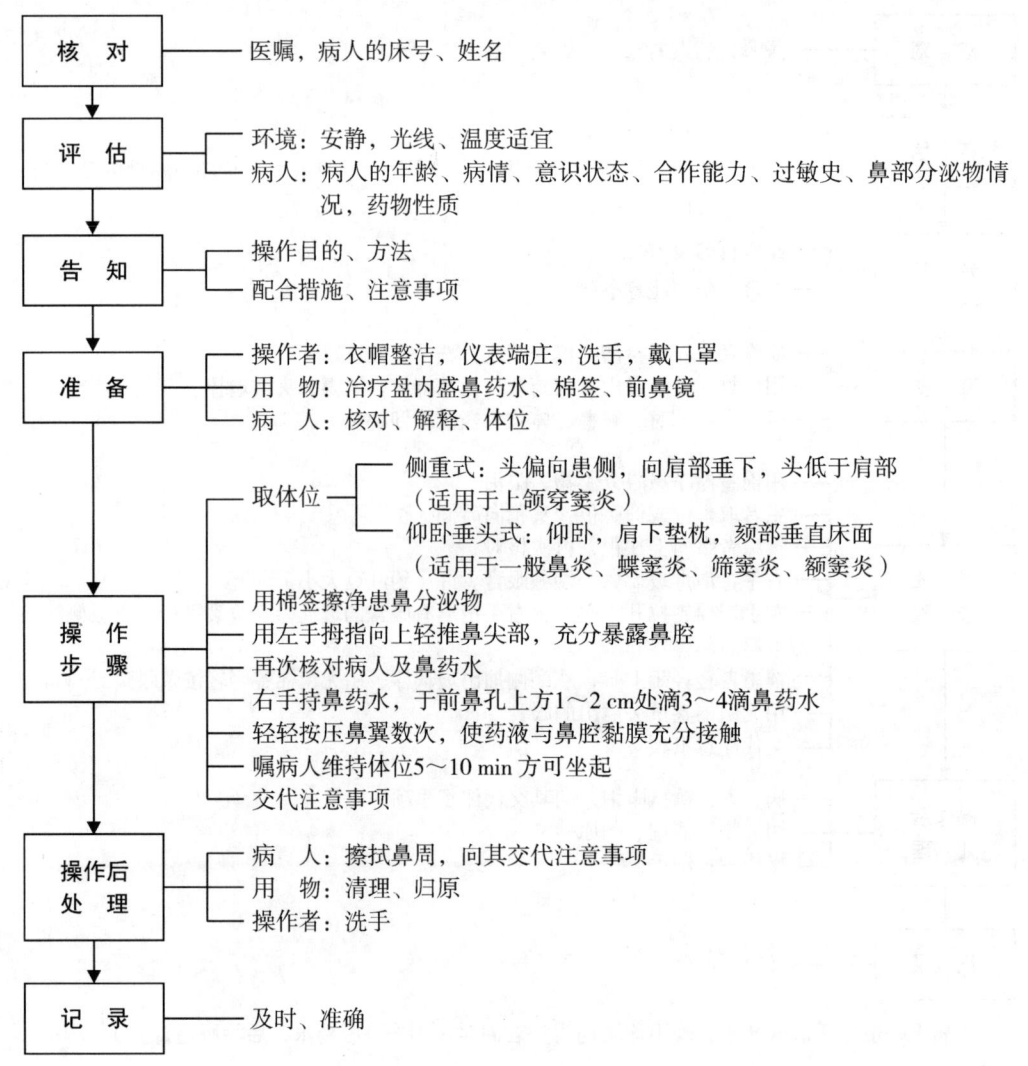

图 10.3 鼻腔给药操作流程

鼻腔给药操作流程参考温馨用语
（贯穿在整个操作中，注意面带笑容）
解释：您好！请问方便告诉我您的名字吗？请把手伸出来，让我看看您的手腕带，好吗？为了缓解您的鼻塞、流涕等症状，我现在要帮您滴鼻药水，希望您配合，在这过程中有什么不舒服可随时跟我讲。
操作时：现在请您跟着我摆体位，我要滴药水了，药水有点凉。请您维持体位 5～10 min。
操作后：现在已经滴完药水了，谢谢您的配合。
交代嘱咐：请您平时多注意预防上呼吸道感染，提高机体抵抗力。

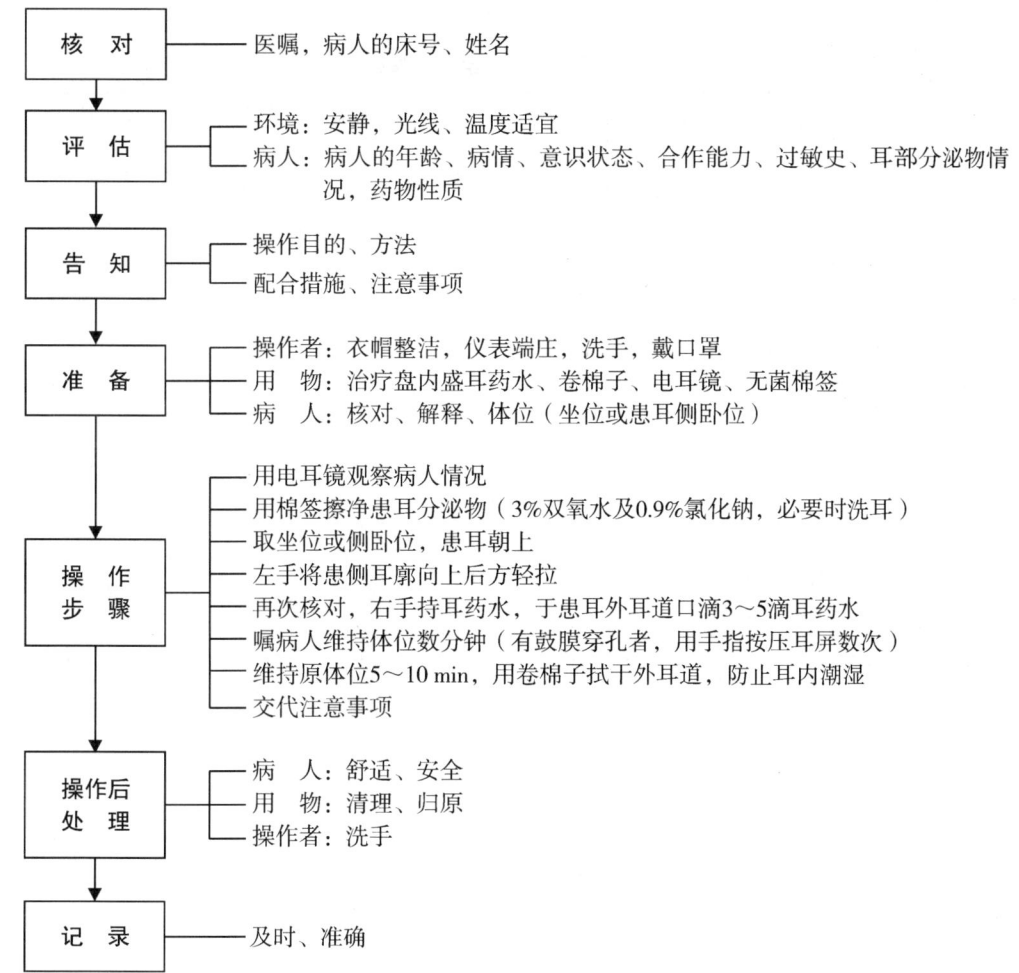

图 10.4 耳内给药操作流程

耳内给药操作流程参考温馨用语

（贯穿在整个操作中，注意面带笑容）

解释：您好！请问方便告诉我您的名字吗？请把手伸出来，让我看看您的手腕带，好吗？为了缓解您耳痛等症状，我现在要帮您滴耳药水，希望您配合，在这过程中有什么不舒服可随时跟我讲。

操作时：现在请您把头侧向一边，患耳朝上；我要滴药水了，药水有点凉。请您维持体位 5～10 min。

操作后：现在已经滴完耳药水了，谢谢您的配合。

交代嘱咐：请您平时多注意用耳卫生，注意预防上呼吸道感染，提高机体抵抗力等。

3. 回顾与反思（见表 10.2）

表 10.2 眼内、鼻腔、耳内给药操作回顾与反思

操作项目	技术的重要原则	各项原则完成情况的自我评分
眼内给药技术	1. "三查""八对"	很好　较好　一般　未达标
	2. **正确眼内给药**：正确取体位，遵守操作规程，健康宣教到位	很好　较好　一般　未达标
	3. **病情观察**：给药前评估，给药后评价	很好　较好　一般　未达标
	主要的优点与不足（如技术的重要原则与难点、服务意识、沟通宣教等）	
鼻腔给药技术	1. "三查""八对"	很好　较好　一般　未达标
	2. **正确鼻内给药**：正确取体位，遵守操作规程，健康宣教到位	很好　较好　一般　未达标
	3. **病情观察**：给药前评估，给药后评价	很好　较好　一般　未达标
	主要的优点与不足（如技术的重要原则与难点、服务意识、沟通宣教等）	
耳内给药技术	1. "三查""八对"	很好　较好　一般　未达标
	2. **正确耳内给药**：正确取体位，遵守操作规程，健康宣教到位	很好　较好　一般　未达标
	3. **病情观察**：给药前评估，给药后评价	很好　较好　一般　未达标
	主要的优点与不足（如技术的重要原则与难点、服务意识、沟通宣教等）	
指导老师的评分及建议：		
百问不厌——如果你对本学习内容有什么疑问，请在这里留言：		

四、评分标准（见表10.3）

表10.3 眼内、鼻腔、耳内给药操作评分标准

评分项目		分值	评 分 内 容	评分	扣分
核 对		2	医嘱，病人的床号、姓名	2	
评 估		5	病情、年龄、过敏史、合作能力 眼部、鼻部、耳部分泌物的情况 给药目的和药物性质	1 各1 1	
计划	环　境	1	温度、光线适宜，关门窗	1	
	操作者	3	衣帽整洁、洗手、戴口罩	各1	
	用　物	2	齐备（缺1项扣1分）、摆放合理	各1	
	病　人	4	核对、解释	各2	
实施	眼内给药	21	拭分泌物3，取体位3 分开眼睑3，再次核对2 滴眼药水/涂眼药膏4，上提眼睑3 交代嘱咐3	6 5 7 3	
	鼻腔给药	21	取体位6，拭分泌物3 再次核对2，上推鼻尖2 滴鼻药水3，轻压鼻翼2 交代嘱咐3	9 4 5 3	
	耳内给药	22	观察患耳3，拭分泌物3 取体位3，再次核对2 拉直耳道3，滴耳药水3 拭干耳道2，交代嘱咐3	6 5 6 5	
	操作后处理	6	病人：舒适、安全 操作者：洗手、记录 物品：清理、归原	2 2 2	
评价	操作质量	10	操作熟练、准确 动作轻柔、敏捷 关爱病人，沟通好	缺1项 扣2分	
	相关知识	3	熟悉相关知识	3	
	操作时间		完成时间共6 min，每项各2 min，超1 min扣2分		
总　分		100	严重违反操作规程者不及格	得分	

（许淑梅）

第十一章 产后大出血病人的输血护理

一、学习任务

（1）能对产妇出血情况进行初步评估。
（2）能正确实施输血的技术操作。
（3）关爱病人，能够及时解决病人的疑问，进行合适的健康教育。
（4）互学共进，培养医护、护士间的团队合作精神。

二、护理情境

于莉，30岁，孕1产0，妊娠41周，因臀位行臀牵引术，胎儿娩出后5 min阴道出血约600 mL。

查体：血压90/50 mmHg，脉搏110次/分，宫底平脐。

王博医生开出医嘱"浓缩红细胞1 U，静脉输入；临床输血相容性检测；盐酸异丙嗪50 mg，肌内注射"，见表11.1。

表11.1 临时医嘱单

姓名：于莉　性别：女　年龄：30岁　病区：产科　床号：5床　住院号：46027

日期	时间	医　　嘱	医师签名	执行时间	执行护士签名
8月25日	9：30	血常规＋血型	王博		
8月25日	9：30	临床输血相容性检测（交叉配血）	王博		
8月25日	9：30	盐酸异丙嗪50 mg im	王博		
8月25日	9：30	输浓缩红细胞1 U iv drip	王博		
8月25日	9：30	0.9%氯化钠注射液100 mL iv drip（冲管用）	王博		

三、工作过程

1. 思考与准备

（1）在执行上述医嘱前，你会评估病人的哪些情况？如何评估？

第十一章　产后大出血病人的输血护理

（2）用物准备（请用图的方式简要地表示本操作合理的用物摆放方法）。

2. **具体操作流程**（见图11.1）

密闭式静脉输血操作流程参考温馨语言

（贯穿在整个操作中，注意面带笑容）

查对、解释：

1. 您好！请问方便告诉我您的名字吗？

2. 请把手伸出让我看看您的手腕带，好吗？因您……，现在占用您一点时间给您输血，请问您以前有输过血吗？现在需要大小便吗？

进针前：现在要给您打针了，有点痛，不要紧张，请轻轻握着拳头。

进针后：请放松拳头。

交代注意事项：

1. 请问您有没有不舒服？注射部位痛吗？如果有不舒服，或有什么需求，随时告诉我们，请您的手或××不要随意动，以免针头脱出或穿破血管引起肿胀。

2. 我会经常过来看您，请您不要自己调输血速度，现在这个滴速正适合您身体吸收。如果我们未及时巡视到或您需要大小便，这里有呼叫铃，可随时按铃，我们会马上到，不用客气！谢谢您的合作！

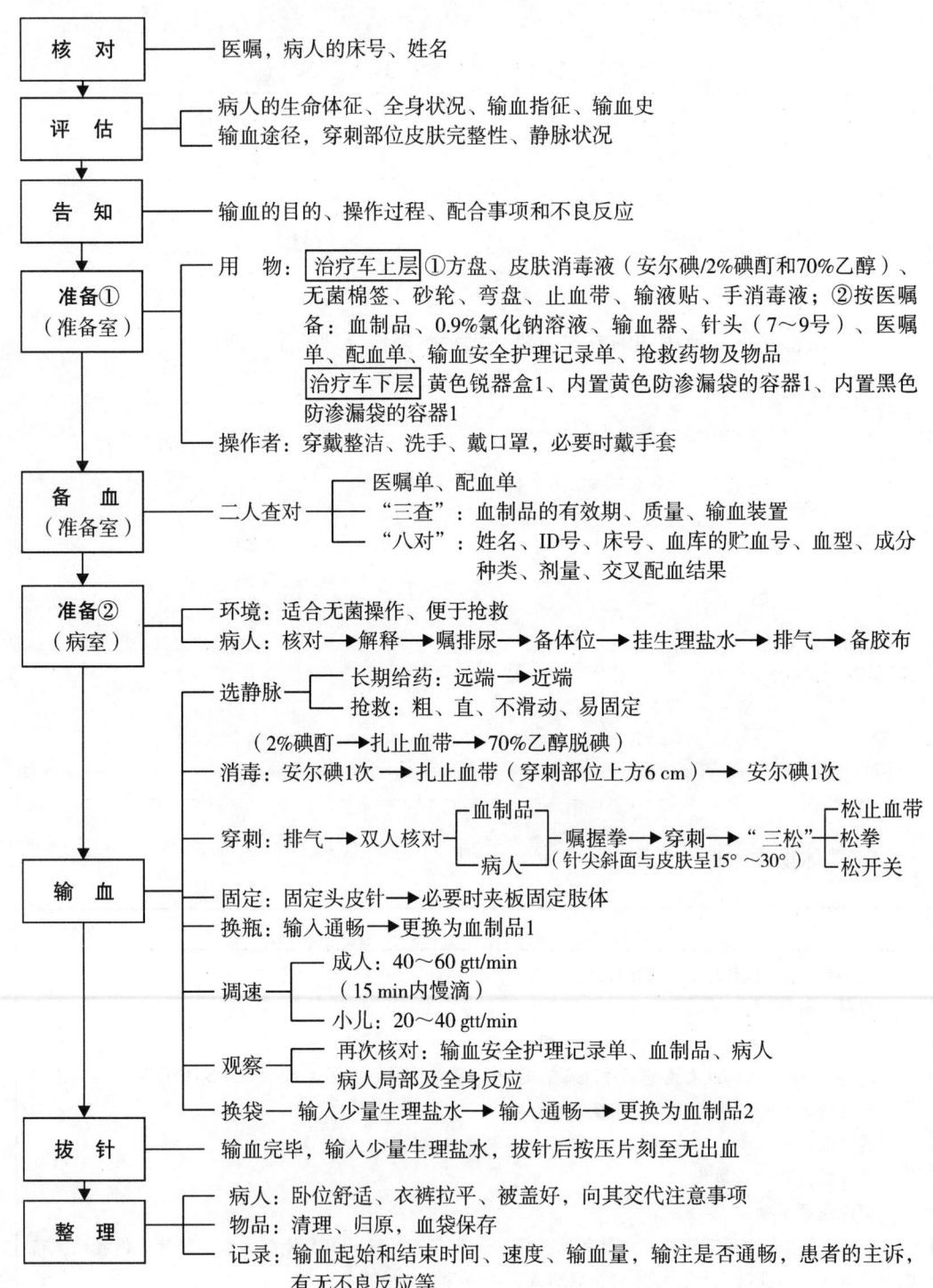

图 11.1 密闭式静脉输血（间接）操作流程

3. 回顾与反思（见表11.2）

表11.2 密闭式静脉输血操作回顾与反思

操作项目	技术的重要原则	各项原则完成情况的自我评分			
密闭式静脉输血	1. "三查""八对"	很好	较好	一般	未达标
	2. **输血安全**：遵守操作规程，健康宣教到位	很好	较好	一般	未达标
	3. **病情观察**：输血前评估，输血中的观察，输血后效果评价	很好	较好	一般	未达标
	4. **临床护理文书书写规范**：医嘱的处理，输血记录单的填写	很好	较好	一般	未达标
	5. **职业防护**：采取标准预防措施，避免交叉感染	很好	较好	一般	未达标
	主要的优点与不足（如技术的重要原则与难点、服务意识、沟通宣教等）				
指导老师的评分及建议：					
百问不厌——如果你对本学习内容有什么疑问，请在这里留言：					

四、进阶练习

对于因产后出血导致出血性休克的病人，护士应如何护理及观察病情？

五、评分标准（见表11.3）

表11.3 密闭式静脉输血（间接）操作评分标准

评分项目		分值	评 分 内 容	评分	扣分
核 对		2	医嘱，病人的床号、姓名	2	
评 估		5	病人的生命体征、全身状况、输血指征、输血史	3	
			输血途径、穿刺部位皮肤完整性、静脉状况	2	
计划	操作者	3	服装1，仪表1，洗手1，戴口罩1	3	
	物 品	5	齐全、准确（缺1项扣1分）	3	
			整洁、摆放合理	2	
	环 境	2	符合无菌操作要求、便于抢救	各1	
	病 人	3	查对、解释（内容、技巧）、问"二便"	各1	
	备血插管	15	二人核对：		
			"三查"：血制品的有效期、质量、输血装置	各1	
			"八对"：姓名、ID号、床号、血库的贮血号、血型、成分种类、剂量、交叉配血结果	各1	
			启盖、消毒（套网）、消毒、插管	各1	
实施	排 气	3	排气一次成功，气泡处理方法正确	2	
			液体排在弯盘内	1	
	穿 刺	20	备胶布、选静脉、消毒、扎止血带、嘱握拳	各2	
			再次二人核对（"三查""八对"）	2	
			穿刺方法（角度合适2、一针见血3）	5	
			穿刺后"三松"（松拳、松带、松夹）	各1	
	固 定	5	固定针头（牢固、美观）	各2	
			肢体位置（必要时夹板固定肢体）	1	
	换瓶调速	6	方法好、速度合适（记录正确）	各3	
	查 对 观 察 记 录	8	查对（医嘱、血制品、输血卡）	2	
			观察（病人局部、全身）、交代注意事项	4	
			执行时间、输血情况	2	
	拔 针	4	更换另一袋血制品方法（口述）	2	
			更换生理盐水、冲管方法正确，关调节器、拔针方法正确（按压穿刺点上方、迅速拔针）	2	
	整 理	4	病人：衣裤拉平、盖好被、卧位舒适	1	
			病床单元：整洁	1	
			操作者：消毒手	1	
			物品：清理、归原	1	
	记 录	2	签名，输血情况	2	

(续表11.3)

评分项目		分值	评分内容	评分	扣分
评价	操作质量	10	态度认真、查对严；操作熟练、无菌够密切观察、沟通好；动作轻巧、药物准	缺1项扣2～3分	
	相关知识	3	熟悉相关知识	3	
	操作时间		完成时间15 min，超时1 min扣2～3分		
总　分		100	①污染扣10分，污染后更换扣2分，跨无菌区1次扣2分；②严重违反无菌操作原则、执行医嘱错误、血制品不准确、2次穿刺不成功者均不及格	得分	

（刘晓红）

第十二章 口腔手术病人的鼻饲

一、学习任务

（1）能够对口腔术后病人进行初步评估。
（2）能够正确实施鼻饲的技术操作。
（3）关爱病人，能够及时解决病人的疑问，进行健康教育。
（4）团队合作，相互学习，相互促进。

二、护理情境

病人赵宁，男，58岁，就诊2个月前因右下牙残根未经治疗，致右舌侧缘溃疡并形成肿物，近日到院求治。

口腔检查见：右舌侧缘可见约2 cm×2 cm肿物，质硬、无活动度、与周围组织分界不清，压痛。舌部无自发痛、无麻木感、活动无受限，口腔内其余部位黏膜正常。口内多牙缺失，咬合欠佳。入院后立即组织专家讨论，拟定综合治疗方案。于6月15日行右舌肿物切除术，术后病人安返病房，神志清楚，生命体征平稳，行鼻饲，并予消炎、消肿治疗。

医嘱：外科护理常规，Ⅰ级护理，鼻饲流质饮食，见表12.1。

表12.1 长期医嘱单

姓名：赵宁 性别：男 年龄：58岁 病区：口腔科 床号：5床 住院号：46889

开始		医嘱	医师签名	执行护士签名	停止			
日期	时间				日期	时间	医师签名	执行护士签名
6月15日	9：00	外科护理常规Ⅰ级护理	李明					
6月15日	9：00	鼻饲流质饮食	李明		6月21日	18：00	李明	

三、工作过程

1. 思考与准备

（1）用物准备（请用图的方式简要地表示本操作合理的用物摆放方法）。

（2）作为护士，为病人插胃管前应评估什么？

（3）操作过程中，如何判断胃管已正确插入胃内？

2. **具体操作流程**（见图 12.1）

鼻饲操作流程参考温馨用语

（贯穿在整个操作中，注意面带笑容）

查对、解释：

1. 您好！请问方便告诉我您的名字吗？让我看看手腕带好吗？

2. 因您暂时不能经口吃东西，我来帮您从鼻子插一条胃管，注入流质，插管时有点不舒服，不要紧张，插入时，您按照我教您的去做，很快就插好了。

操作前：现在先把您的床头抬高一点，以便于插管。然后给您清洗一下鼻孔。

操作时：现在开始插胃管了，有点不舒服，请您按我的指引做吞咽动作，我会轻轻给您插。

操作中：（病人出现恶心，操作者先停止操作，对病人说）××，请您深呼吸，放松，很快就插好了。（此时操作者可以根据病人情况插、停结合。）

操作后：胃管已经插好，我帮您固定好，移动时请不要把胃管拉出来。要放低床头吗？谢谢您的合作！我们会经常来看您，有不舒服请告诉我们，谢谢您的配合！

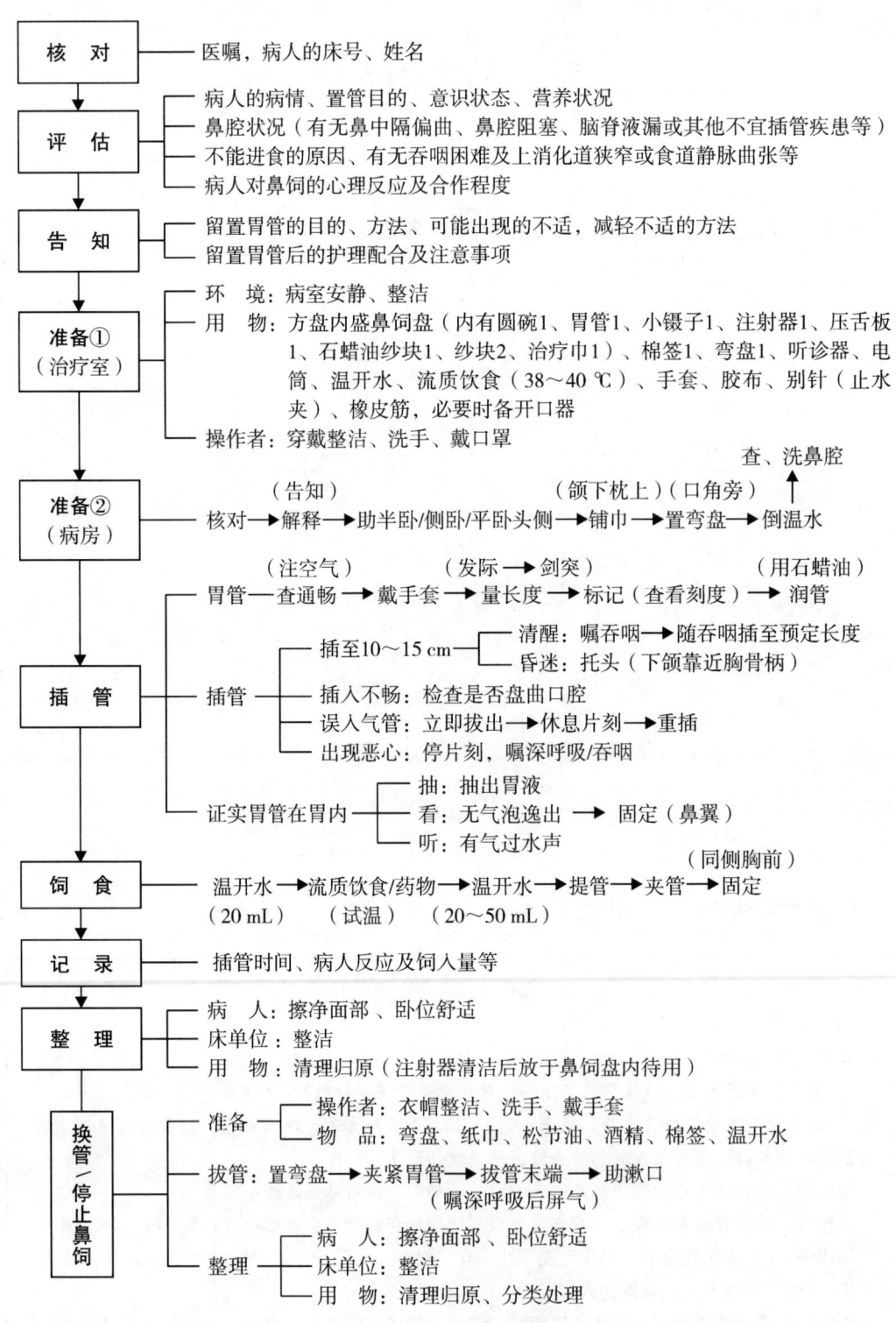

图12.1 鼻饲操作流程

3. 回顾与反思（见表12.2）

表12.2 鼻饲操作回顾与反思

操作项目	技术的重要原则	各项原则完成情况的自我评分			
鼻饲技术	1. **查对认真，评估全面**	很好	较好	一般	未达标
	2. **操作安全**：遵守操作规程，插管长度合适，动作轻柔，插管时正确处理各种故障与意外，正确喂食	很好	较好	一般	未达标
	3. **病情观察**：鼻饲饮食效果评价，留置胃管期间的护理	很好	较好	一般	未达标
	4. **临床护理文书书写规范**：医嘱的处理，鼻饲记录单的填写	很好	较好	一般	未达标
	5. **沟通有效，关爱体贴**	很好	较好	一般	未达标
	主要的优点与不足（如技术的重要原则与难点、服务意识、沟通宣教等）				
指导老师的评分及建议：					
百问不厌——如果你对本学习内容有什么疑问，请在这里留言：					

四、进阶练习

对于长期鼻饲病人，如何进行饮食护理？

五、评分标准（见表12.3）

表12.3 鼻饲护理操作评分标准

评分项目		分值	评 分 内 容	评分	扣分
核 对		2	医嘱，病人的床号、姓名	2	
评 估		5	病人的病情、置管目的、意识状态、营养状况	2	
			鼻腔状况（有无鼻中隔偏曲、鼻腔阻塞、脑脊液漏或其他不宜插管疾患等）	1	
			不能进食的原因、有无吞咽困难及上消化道狭窄或食道静脉曲张等	1	
			病人对鼻饲的心理反应及合作程度	1	
计划	操作者	3	服装1，仪表1，洗手、戴口罩1	3	
	物 品	5	齐全（缺1项扣1分）	2	
			流质（量、温度合适）、药研碎	2	
			摆放合理	1	
	病 人	9	查对、解释（内容、技巧）	各2	
			备体位	2	
			铺巾1，置弯盘1，查、洗鼻腔1	3	
	胃 管	10	查通畅、戴手套、度长、标记、润管	各2	
实施	插 管	22	插管方法	4	
			病人配合的方法	4	
			插管困难及异常情况的处理	3	
			昏迷病人的插管（口述）	3	
			证实胃管在胃内的方法	6	
			固定	2	
	饲 食	12	试温	2	
			注入顺序	3	
			注入速度	3	
			方法：总量2、间隔时间2	4	
	固 定	3	提管、包管口、固定（胸前）	各1	
	整 理	5	病人：擦面、沟通、体位	2	
			病床单元：整洁	1	
			物品：归原、清理（注射器清洗后留下备用）	2	
	拔 管	11	用物（缺1项扣0.5分）	1	
			方法（夹管、裹管、拔管）	各2	
			漱口、擦嘴、胶布痕迹处理	各1	
			物品清理、归原	1	

(续表12.3)

评分项目		分值	评 分 内 容	评分	扣分
评价	整体要求	10	关心体贴、注意观察 安全舒适、不湿衣单 动作轻稳、不损黏膜	缺1项扣2～3分	
	相关知识	3	熟悉相关知识	3	
	操作时间		完成时间15 min，超时1 min扣2～3分		
总 分		100分	①严重违反操作规程为不及格；②严重步骤错误视为不及格，及时纠正每次扣2分	得分	

（冯家宝）

第十三章 直肠癌病人的排泄护理

第一节 大量不保留灌肠

一、学习任务

（1）能根据病情和灌肠目的，遵医嘱正确摆放病人体位、选择灌肠溶液。
（2）能正确实施大量不保留灌肠技术操作。
（3）关爱病人，促进舒适，及时解决病人的疑问，进行合适的健康教育。
（4）培养医护、护士间的团队合作精神。

二、护理情境

李梅，女，60岁，半年前出现大便次数减少，大便干结，不易排出。近1个月来，偶尔大便次数增多，排便较前变细，便中带血，来院就诊，以"直肠癌"收住院。

查体：神志清楚，轻度贫血貌，焦虑不安。直肠指检：距肛缘约7 cm处可触及肿块，质硬，肿块处肠腔明显狭窄，指套退出染有血性黏液。

病人入院后已予完善各项检查，拟明日行手术治疗。术前，张峰医生开出医嘱"0.2%肥皂液500 mL大量不保留灌肠"，见表13.1。

表13.1 临时医嘱单

姓名：李梅 性别：女 年龄：60岁 病区：肛肠外科 床号：6床 住院号：53189

日期	时间	医嘱	医师签名	执行时间	执行护士签名
8月5日	18：00	0.2%肥皂液500 mL大量不保留灌肠	张峰		

三、工作过程

1. 思考与准备

（1）执行上述医嘱前，你需要评估的内容包括哪些方面？

（2）用物准备（请用图的方式简要地表示本操作合理的用物摆放方法）。

（3）操作过程中，你会对该病人进行的健康教育内容包括哪些？

2. **具体操作流程**（见图 13.1）

大量不保留灌肠操作流程参考温馨用语
（贯穿在整个操作中，注意面带笑容） 查对、解释： 1. 您好！请问方便告诉我您的名字吗？ 2. 因您……，我现在来帮您灌肠，灌肠时可能有点便意，不用紧张，请您配合一下！ 问"二便"：请问您需要小便吗？ 操作前：现在我帮您把裤子稍为拉下一点！ 操作时：现在给您插管了，灌肠时会有便意，请您按我的指引放松！有便意时，请您深呼吸；确实不能忍耐，请告诉我。（操作者根据病人情况随时将灌肠速度减慢。） 操作后：灌肠已经完毕，请忍耐 10 min 才去大便，谢谢您的合作！如果有什么不舒服，随时按呼叫铃，我们会马上来看您！灌肠后解了几次大便，请告诉我们！

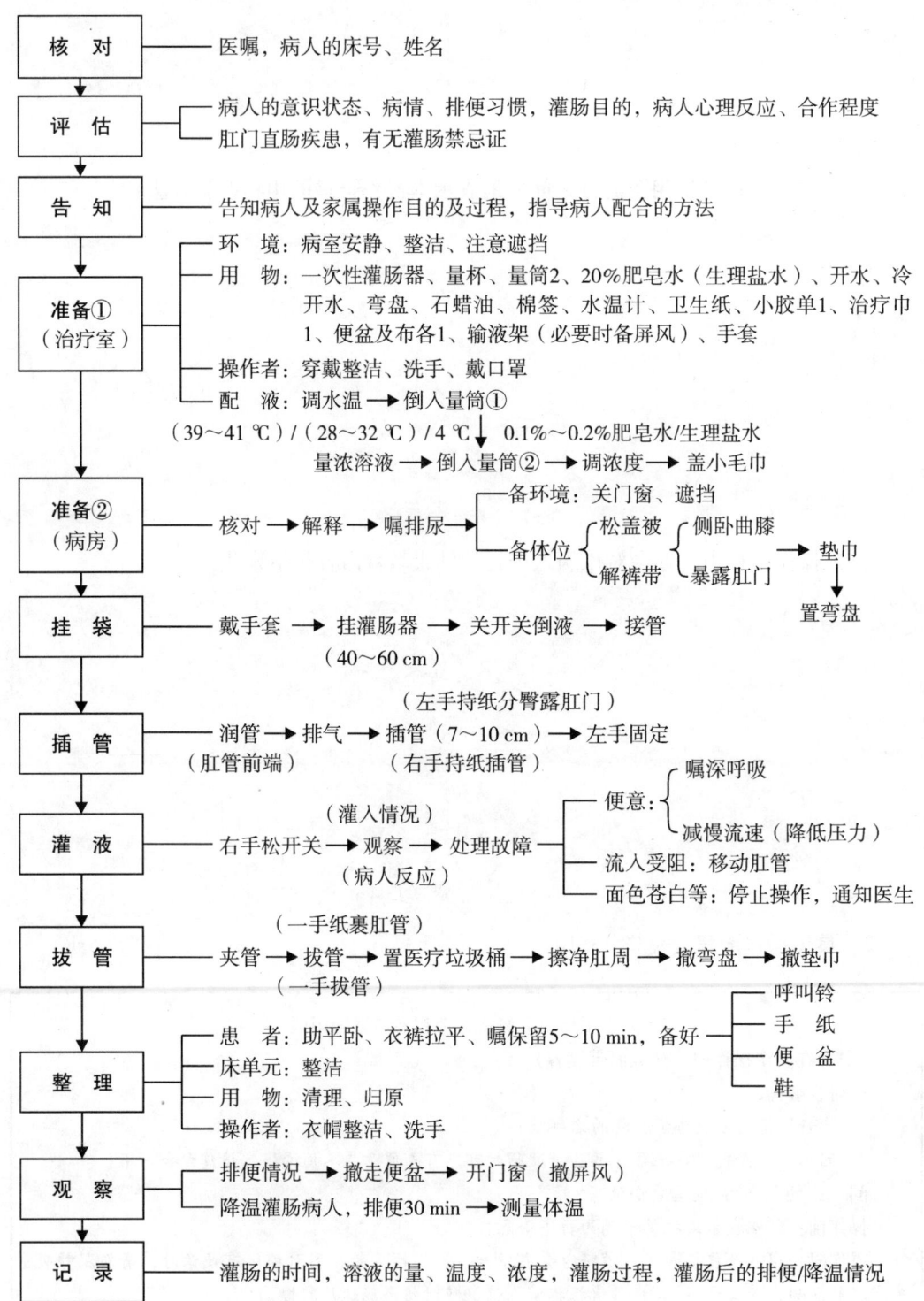

图13.1 大量不保留灌肠操作流程

3. 回顾与反思（见表 13.2）

表 13.2 大量不保留灌肠操作回顾与反思

操作项目	技术的重要原则	各项原则完成情况的自我评分			
大量不保留灌肠	1. 查对认真，评估全面	很好	较好	一般	未达标
	2. 灌肠操作要点：体位，配液浓度和温度，灌肠器高度，肛管插入深度	很好	较好	一般	未达标
	3. 病情观察及故障处理：观察液体流入情况及病人反应，正确灵活处理故障	很好	较好	一般	未达标
	4. 健康宣教：沟通全面有效	很好	较好	一般	未达标
	5. 临床护理文书书写规范：医嘱的处理，排便情况的观察记录	很好	较好	一般	未达标
	主要的优点与不足（如技术的重要原则与难点、服务意识、沟通宣教等）				
指导老师的评分及建议：					
百问不厌——如果你对本学习内容有什么疑问，请在这里留言：					

四、进阶练习

患儿，男，6个月，因病情需要行 CT 检查，患儿哭闹不止，医嘱予 10% 水合氯醛溶液直肠给药。请问该个案中直肠给药需采取什么护理技术？目的是什么？操作的注意要点有哪些？

五、评分标准（见表13.3）

表13.3 大量不保留灌肠操作评分标准

评分项目		分值	评分内容	评分	扣分
核 对		2	医嘱，病人的床号、姓名	2	
评 估		5	病人病情、排便习惯、灌肠目的、心理反应、合作程度 肛门部位皮肤黏膜情况	3 2	
计划	告 知	4	解释灌肠目的、方法及可能出现的不适，嘱排小便 教会病人配合操作的方法	2 2	
	操作者	2	服装、仪表、洗手、戴口罩	各0.5	
	环 境	2	环境安静整洁，关闭门窗，注意隐私保护	2	
	物 品	4	物品齐全（缺1项扣1分） 摆放合理	3 1	
	配 液	11	查对 方法（调水温、取浓溶液、配溶液） 准确（温度、量、浓度、溶液）	1 各2 各1	
实施	病 人	6	查对、遮挡 备体位2，垫胶单巾1，置弯盘1	各1 4	
	插 管	16	戴手套2，挂灌肠袋（高度2）、倒溶液1 接肛管、润滑、排气 插管（手法2、深度2、固定1）	5 各2 5	
	灌 液	10	及时观察液体流入情况及病人反应 故障处理：便意、流入受阻（口述）	2 各4	
	拔 管	8	夹管后拔、草纸裹管 污物处理、撤巾	各2 各2	
	整 理	12	病人：擦净肛周、衣裤拉平、卧位舒适 备：手纸、便盆、鞋、呼叫铃 嘱：忍耐5~10 min后再排便 床单元：整洁 物品：归原、清理	3 各1 2 1 2	
	观 察 记 录	5	观察排便情况、撤便盆、开门窗 记录正确（可口述）、签名	各1 各1	
评价	操作质量	10	关心体贴、观察细，不湿床地、不着凉 动作轻稳、操作熟，准确完成、沟通好	缺1项 扣2~ 3分	
	相关知识	3	熟悉相关知识	3	
	操作时间		完成时间10 min，超时1 min扣2分		
总 分		100	严重违反操作规程者不及格	得分	

第二节 导 尿

一、学习任务

(1) 能对排尿异常病人进行评估。
(2) 能正确实施女病人留置导尿管技术操作。
(3) 关爱病人，促进其舒适，及时解决病人的疑问，进行合适的健康教育。
(4) 培养医护、护士间的团队合作精神。

二、护理情境

李梅，女，60岁，半年前出现大便次数减少，大便干结，不易排出。近1个月来，偶尔大便次数增多，排便较前变细，便中带血，来院就诊，以"直肠癌"收住院。

查体：神志清楚，轻度贫血貌，焦虑不安。直肠指检：距肛缘约7 cm处可触及肿块，质硬，肿块处肠腔明显狭窄，指套退出染有血性黏液。

病人入院后已予完善各项检查，拟行手术治疗。术前，张峰医生开出医嘱"留置导尿管"，见表13.4。

表13.4 临时医嘱单

姓名：李梅　性别：女　年龄：60岁　病区：肛肠外科　床号：6床　住院号：53189

日期	时间	医　嘱	医师签名	执行时间	执行护士签名
8月6日	5：00	留置导尿管	张峰		

三、工作过程

1. 思考与准备

(1) 案例中对该病人进行术前留置导尿管的目的是什么？

(2) 用物准备（请用图的方式简要地表示本操作合理的用物摆放方法）。

(3) 操作过程中，你会对该病人及其家属进行的健康教育内容包括哪些？

2. **具体操作流程**（见图 13.2、图 13.3）

男/女病人留置导尿管操作流程参考温馨用语
（贯穿在整个操作中，注意面带笑容）
查对、解释：
1. 您好！请问方便告诉我您的名字吗？
2. 因您……，我现在来帮您插尿管，把尿液引出来，请您配合一下。
问"二便"：请问您需要大便吗？麻烦您清洗一下会阴部。
操作前：
1. 现在我帮您把裤子脱下，请把双手放在胸前。
2. 现在给您消毒了，消毒液有点冷，请不要紧张。
操作时：现在给您插尿管，有点不舒服，请放松。
操作后：××小姐/先生，您感觉好些了吗？
谢谢您的合作！如果有什么不舒服，随时按铃叫我们，我们会马上到。

第十三章 直肠癌病人的排泄护理

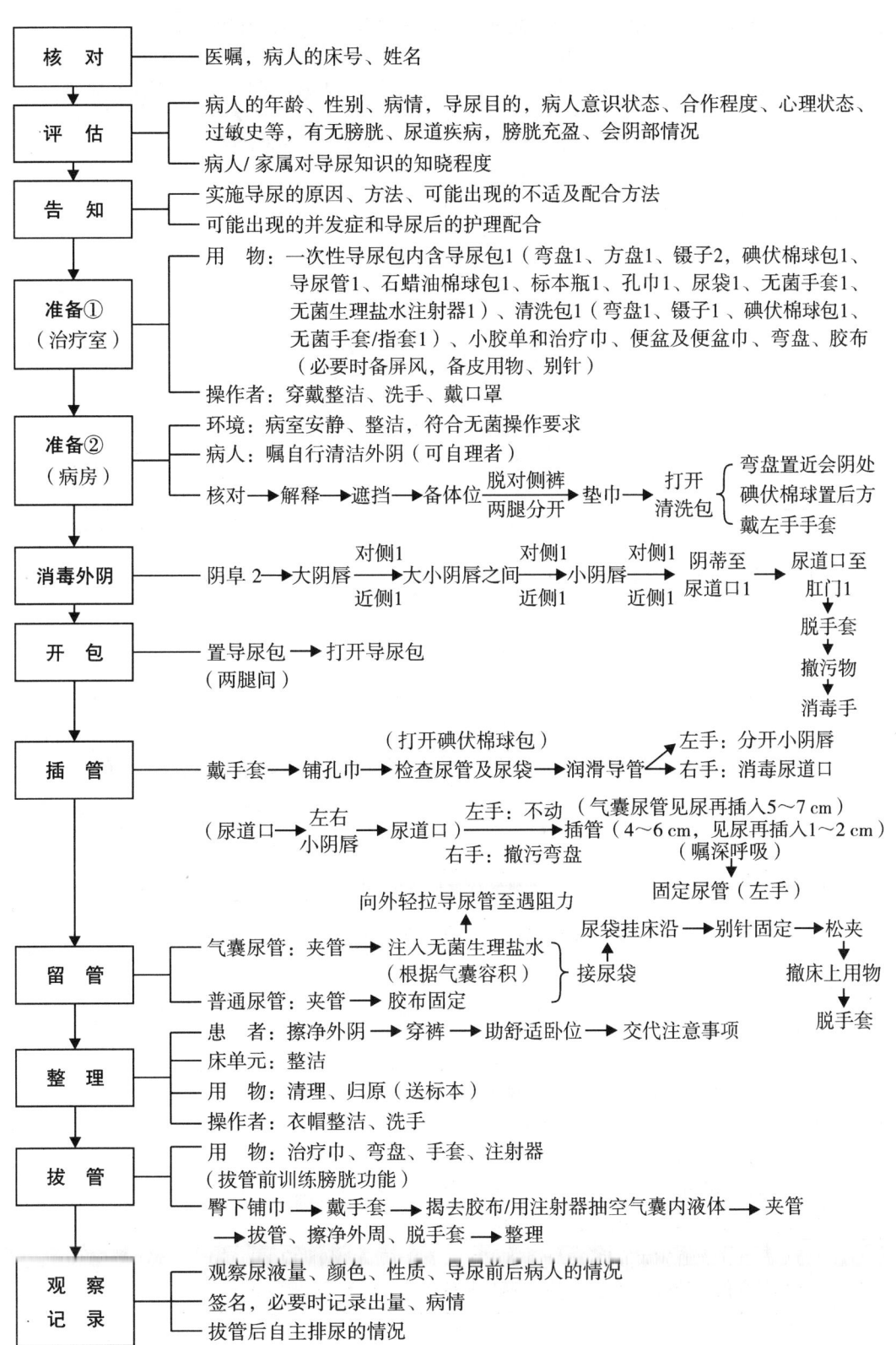

图 13.2　**女病人留置导尿管操作（含拔管）流程**

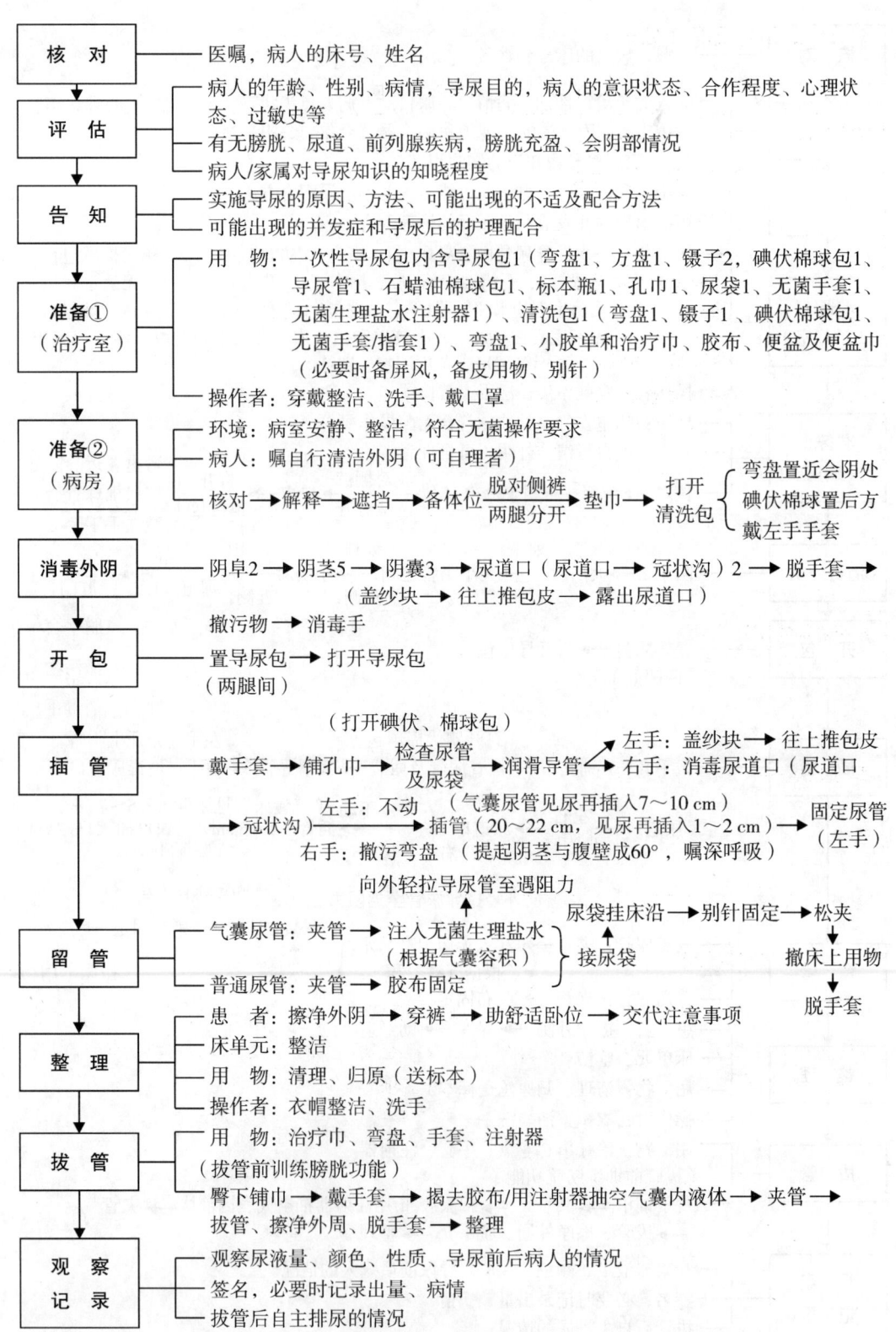

图13.3 男病人留置导尿管操作（含拔管）流程

3. 回顾与反思（见表13.5）

表13.5 留置导尿管操作回顾与反思

操作项目	技术的重要原则	各项原则完成情况的自我评分			
留置导尿管	1. **查对认真，评估全面**	很好	较好	一般	未达标
	2. **无菌操作**：遵守无菌操作规程，无菌观念强，无污染	很好	较好	一般	未达标
	3. **病人舒适**：关爱病人，保护隐私，避免尿道损伤	很好	较好	一般	未达标
	4. **健康宣教**：沟通全面有效	很好	较好	一般	未达标
	5. **临床护理文书书写规范**：医嘱的处理，导尿情况的观察记录	很好	较好	一般	未达标
	主要的优点与不足（如技术的重要原则与难点、服务意识、沟通宣教等）				

指导老师的评分及建议：

百问不厌——如果你对本学习内容有什么疑问，请在这里留言：

四、进阶练习

王某，男，58岁，因尿潴留入院，医嘱：留置导尿管。你在评估病人时发现，病人有前列腺增生病史，以前有导尿管难以插入的经历。请你思考对该病人实施导尿操作前需要加强哪些准备工作？操作中有哪些注意事项？

五、评分标准（见表13.6）

表13.6 男/女病人留置导尿管护理操作评分标准

评分项目		分值	评分内容	评分	扣分
核对		2	医嘱，病人的床号、姓名	2	
评估		5	病人的病情、心理反应、合作程度，导尿目的 排尿状态、腹部触诊、膀胱充盈度，有无膀胱、尿道、前列腺疾病 观察尿道口解剖位置及会阴部皮肤黏膜情况	2 2 1	
计划	告知	4	解释导尿目的、方法及可能出现的不适 教会病人配合操作的方法 嘱病人自行清洗外阴（可口述）	2 1 1	
	操作者	3	服装1，仪表1，洗手、戴口罩1	3	
	环境	2	调节室温、关闭门窗、注意隐私保护	2	
	物品	4	物品齐全（缺1项扣1分） 摆放合理	3 1	
实施	病人	5	查对1、遮挡1、备体位3	5	
	消毒外阴	12	垫胶单和治疗巾、戴手/指套、置弯盘 擦洗：方法、顺序、效果 撤污物 消毒手	各1 各2 1 2	
	开导尿包	8	置包、开包、倒液 物品放置合理、无污染	各2 2	
	消毒插管	29	戴手套3、铺孔巾2、润导管2、置弯盘1 消毒外阴：方法、顺序、效果 撤污物 插管：手法、准确、长度、固定 留标本/放尿/留置导尿管：方法、准确	8 各2 1 各2 各3	
	固定	4	方法、效果/外阴处理	各2	
	整理	4	病人：沟通、体位舒适、衣裤拉平 床单元：整洁 物品：归原、清理	2 1 1	
	记录、送检	2	准确签名、送检（可口述）	各1	
	拔管	3	方法正确	3	

(续表13.6)

评分项目		分值	评分内容	评分	扣分
评价	操作质量	10	关心体贴、沟通好 操作熟练、动作轻 按质完成、无菌够	缺1项扣2～3分	
	相关知识	3	熟悉相关知识	3	
	操作时间		完成时间20 min，超时1 min扣2～3分		
总　分		100	①误插扣10分，误插后更换扣2分；②污染扣10分，污染后更换扣2分；③跨越无菌区每次扣2分	得分	

（柯盈盈）

第十四章　乙肝病人的血液标本采集

一、学习任务

（1）能对乙肝病人的传染性进行初步评估。
（2）能正确实施静脉采血的技术操作。
（3）关爱病人，消除歧视，能够及时解决病人的疑问，进行合适的健康教育。
（4）做好职业防护，避免职业暴露。
（5）团队分工、配合。

二、护理情境

张杰，男，39岁，成为乙肝病毒携带者已10年，近1个月来，由于工作劳累，心情郁闷，出现周身疲倦乏力、腹胀、纳差、厌油、巩膜黄染，遂来院就诊。初步诊断为乙型肝炎。

为了明确病情，医生开出医嘱"肝功能检查"，见表14.1。

表14.1　临时医嘱单

姓名：张杰　性别：男　年龄：39岁　病区：传染科　床号：5床　住院号：32367

日期	时间	医　嘱	医师签名	执行时间	执行护士签名
8月12日	9：30	肝功能检查	王明伟		

三、工作过程

1. 思考与准备

（1）在执行上述医嘱前，你会评估病人的哪些情况？如何评估？

（2）用物准备（请用图的方式简要地表示本操作合理的用物摆放方法）。

2. **具体操作流程**（见图14.1）

静脉采血操作流程参考温馨语言

（贯穿在整个操作中，注意面带笑容）

查对、解释：

1. 您好！请问方便告诉我您的名字吗？

2. 让我看看您的手腕带好吗？为了更好地了解您的病情，现在需要给您抽血化验……，请问您早上吃过早餐了吗？您想抽哪只手呢？让我看看您的皮肤和血管情况好吗？

进针前：××，请握拳。可能会有一点点疼，请别紧张。

拔针时：已经抽好了，请您放松拳头！

交代注意事项：

1. 请问您抽血后有没有哪里不舒服？如果您有不舒服，随时告诉我们。

2. 您现在可以吃早餐了，这只手暂时不要太用力。谢谢您的合作！

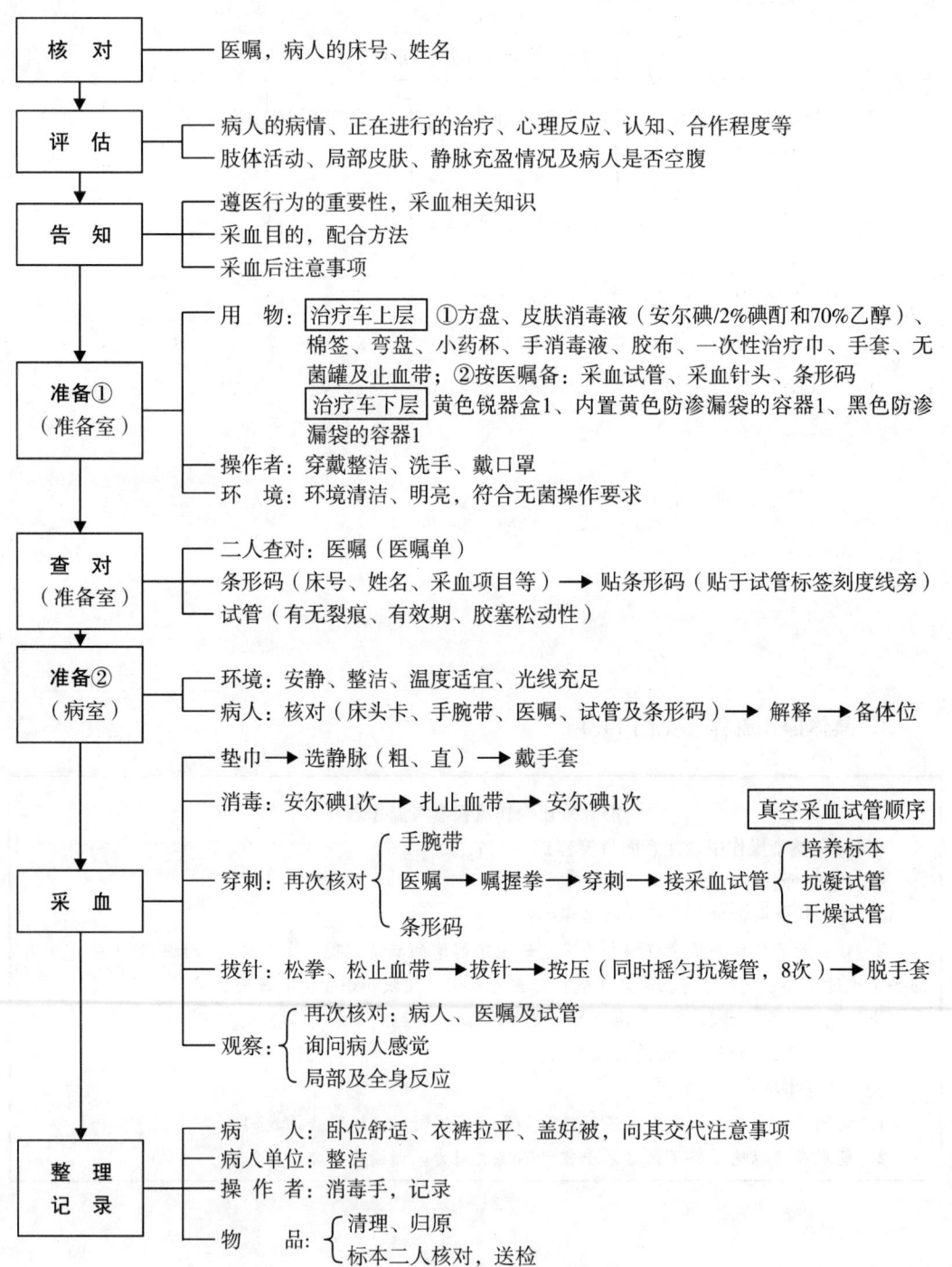

图 14.1 静脉采血操作流程

3. 回顾与反思（见表14.2）

表14.2 静脉采血操作回顾与反思

操作项目	技术的重要原则	各项原则完成情况的自我评分			
静脉血标本采集	1. **标本有效**：严格查对；病人准备，排除影响；正确采集，及时送检	很好	较好	一般	未达标
	2. **职业防护**：采取标准预防措施，避免交叉感染	很好	较好	一般	未达标
	3. **病情观察**：采血前评估，采血后评价	很好	较好	一般	未达标
	4. **临床护理文书书写规范**：医嘱的处理	很好	较好	一般	未达标
	主要的优点与不足（如技术的重要原则与难点、服务意识、沟通宣教等）				
	指导老师的评分及建议：				
	百问不厌——如果你对本学习内容有什么疑问，请在这里留言：				

四、进阶练习

目前，我国乙肝病毒携带者及乙肝病人人数众多，请你告诉病人如何做好家庭护理、自我保健及消毒隔离。

五、评分标准（见表14.3）

表14.3 静脉采血操作评分标准

评分项目		分值	评 分 内 容	评分	扣分
核　对		2	医嘱，病人的床号、姓名	2	
评　估		5	病人的病情、正进行的治疗、认知、合作程度等 采血目的、配合方法、病人需求 肢体活动度、穿刺部位皮肤完整性、静脉状况	2 2 1	
计划	操作者	3	服装1，仪表1，洗手、戴口罩1	3	
	物品	6	齐全、正确（缺1项扣1分） 整洁、摆放合理、符合无菌要求	3 3	
	环境	2	安静、整洁、温度适宜、光线充足	2	
实施	查对	6	查对医嘱、试管、条形码	各2	
	解释	6	查对、解释（内容、技巧）、问饮食	各2	
	准备	11	试管选择正确 垫一次性治疗巾 选血管方法、位置正确	3 2 各3	
	穿刺	28	戴手套2，消毒2，扎止血带位置、方法正确4 进针前再次查对、进针位置、角度正确 进针后见回血 一次穿刺成功 更换试管反折或未出现血液污染床单位 嘱松拳、松止血带、脱手套、手消毒 抽血量、顺序、摇匀	8 各2 2 5 2 各0.5 各1	
	查对 观察	8	查对（医嘱、试管、病人、条形码） 观察（病人局部、全身） 交代注意事项	2 3 3	
	整　理	8	病人：衣裤拉平、盖好被、卧位舒适 病床单元：整洁 操作者：消毒手 物品：清理、归原2，标本送检2	2 1 1 4	
	记　录	2	签名（记录执行时间）	2	
评价	操作质量	10	态度认真、查对严 操作熟练、无菌够 密切观察、沟通好 动作轻巧、剂量准	缺1项 扣2～ 3分	
	相关知识	3	熟悉相关知识	3	
	操作时间		完成时间8 min，超时1 min扣2～3分		
总　分		100	①污染扣10分，污染后更换扣2分，跨无菌区1次扣2分； ②血标本剂量严重不足及试管选择错误为不及格	得分	

（刘晓红）

第十五章　单人徒手心肺复苏

一、学习任务

（1）能快速识别心搏骤停。
（2）掌握心肺复苏的程序，能迅速、有效完成单人徒手心肺复苏。
（3）掌握心肺复苏有效的指征。
（4）具备"时间就是生命"的急救意识。

二、护理情境

2009 年 11 月 19 号上午 7 时，王明在公园晨跑后活动腿脚时突然蹲下，手捂胸前。身边好友李和跟着蹲下，大声询问发生何事，王明无反应，只见其嘴唇乌紫，双眼圆睁，仅有喘息。李和赶紧呼叫路人协助将其送往就近诊所。8 min 后到达诊所，王明已昏迷，护士立即对其开始进行心肺复苏。

三、工作过程

1. 思考与准备

（1）王明在公园时是否发生了心搏骤停？如何判断？若你在旁，如何处理？

（2）心搏骤停的病因和类型有哪些？王明最有可能属于哪种？

（3）你预测王明的预后会如何？依据在哪？

2. **具体操作流程**（见图15.1）

单人徒手心肺复苏操作流程参考温馨语言

（贯穿在整个操作中，注意操作的急迫性、严谨性和连续性，操作者应表情严肃）

环境评估：周围环境安全，无高空坠物，无煤气泄漏，前方有一人晕倒在地面上。

判断意识：××！××！您怎么了？

呼救：来人啊！救命啊！

请这位穿红色衣服的女士，帮忙拨打120，有人在这里晕倒了，需要抢救，请您打完电话后回来协助我抢救。

复苏成功后：××，您醒了？刚才您晕倒了，我为您进行了心肺复苏，现在没事了，您放心吧，救护车一会儿就到了，您放心，我会一直陪伴在您身边的。您需要我帮您通知您的家人吗？

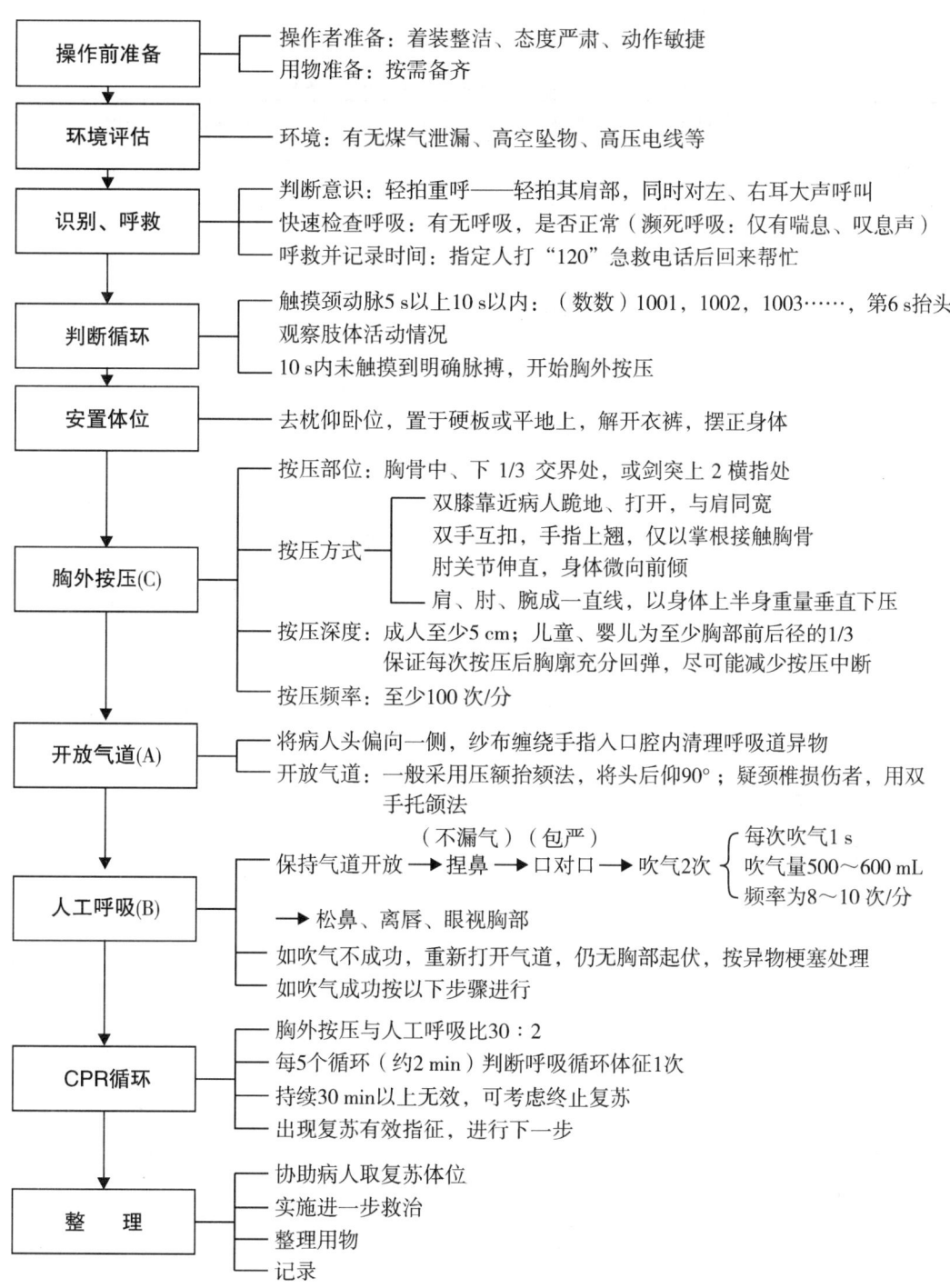

图15.1 单人徒手心肺复苏操作流程

注：该流程图为 C－A－B 操作步骤，适用于心脏原因引起的心搏骤停；若为明确的窒息性心搏骤停，按 A－B－C 步骤实施心肺复苏。成人、儿童和婴儿多数为心源性心搏骤停，因此适合此 C－A－B 操作流程；新生儿心搏骤停原因几乎都为窒息，因此新生儿按 A－B－C 步骤实施心肺复苏。

3. **回顾与反思**（见表15.1）

表15.1 单人徒手心肺复苏操作回顾与反思

操作项目	技术的重要原则	各项原则完成情况的自我评分			
单人徒手心肺复苏	1. 动作迅速，有条不紊	很好	较好	一般	未达标
	2. 心搏骤停的识别：意识、呼吸、大动脉搏动	很好	较好	一般	未达标
	3. 胸外心脏按压的质量： （1）按压部位的定位 （2）按压姿势 （3）按压深度 （4）按压频率 （5）胸壁充分回弹 （6）按压的持续性	很好 很好 很好 很好 很好 很好	较好 较好 较好 较好 较好 较好	一般 一般 一般 一般 一般 一般	未达标 未达标 未达标 未达标 未达标 未达标
	4. 气道开放：手法正确，充分打开	很好	较好	一般	未达标
	5. 人工呼吸的有效性：吹气时不漏气，通气时间和量的控制	很好	较好	一般	未达标
	主要的优点与不足（如技术的重要原则与难点、服务意识、沟通宣教等）				
指导老师的评分及建议：					
百问不厌——如果你对本学习内容有什么疑问，请在这里留言：					

四、进阶练习

（1）心肺复苏中为何提倡早期电除颤？

（2）心肺复苏后要进行怎样的处理？

五、评分标准（见表15.2）

表15.2 单人徒手心肺复苏评分标准

评分项目		分值	评 分 内 容	评分	扣分
仪表及用物		3	着装规范、整洁大方 用物准备齐全、复苏模型放置妥当	1 2	
评 估		5	评估有无煤气泄漏、高空坠物、高压电线等 评估病人体位，是否卧于硬板床或平地	3 2	
实施	判断意识及呼吸	7	判断方法正确 在规定时间内完成（4 s内）	4 3	
	呼 救	3	呼救方式正确 指定专人打急救电话并来协助	2 1	
	安置体位	2	体位正确、地面平坦适合操作	2	
	判断循环	8	检查颈动脉方法与位置准确 观察面色及四肢 口述病人无心跳，立即进行心肺复苏 在规定时间内（10 s）完成	3 2 1 2	

(续表15.2)

评分项目		分值	评分内容	评分	扣分
实施	心脏按压	30	姿势、用力正确 定位准确：胸骨下切迹上2横指 深度：≥5 cm 频率：≥100次/分 压与放比例为1：1 放松充分，胸廓充分回弹，且掌根不离体 按压与人工呼吸比例为30：2	5 5 5 5 3 5 2	
	打开气道	5	清理呼吸道的方法正确 打开呼吸道的方法正确 气道完全打开	2 2 1	
	人工呼吸	13	保持气道通畅 捏鼻翼，口唇包严无漏气 吹气方法正确，吹气时观察胸口有无起伏 吹气时间正确 吹气后松鼻、离唇、观察胸部情况 频率：8～10次/分	3 2 2 2 2 2	
	复苏效果评估	10	完成5个循环后评估 检查大动脉搏动、呼吸、口述反应 检查瞳孔、唇、面、指甲、口述反应 在规定时间（10 s）内完成	1 3 3 3	
	整理记录	4	整理病人和安置安全体位 记录及时准确	2 2	
评价	操作质量	7	有较强的关爱病人观念 操作熟练、准确、动作敏捷	3 4	
	相关知识	3	相关知识熟练	3	
	操作时间		完成时间4 min，每超过15 s扣1分		
总 分		100	①开放气道、人工呼吸、人工循环1项建立错误扣20分； ②操作严重错误为不及格	得分	

(廖永珍)

参 考 文 献

[1] 章晓幸. 基础护理 [M]. 北京：高等教育出版社，2010：283-302，341-345.

[2] 胡宪法. 常用护理技术操作指导 [M]. 广州：广东科技出版社，2007：95-102，129-138.

[3] 广东省卫生厅. 广东省病历书写规范 [M]. 广州：广东科技出版社，2003：39-40，365-367.

[4] 郑丹蕾，林梅. 糖尿病患者注射胰岛素的家庭安全护理 [J]. 中外医疗，2010（18）：139.

[5] 彭刚艺，刘雪琴. 临床护理技术规范（基础篇）[M]. 2版. 广州：广东科技出版社，2013：192-202，208-218，225-226，258-271，315，366-371，414-420.

[6] 尼春萍. 基础护理技术 [M]. 北京：人民卫生出版社，2011：64-67，72-75.

[7] 林静. 专科护理技术操作规程 [M]. 北京：人民军医出版社，2012：101-111.

[8] Field J M, Hazinski M F, Sayre M, et al. Part 1：Executive Summary of 2010 AHA Guidelines for CPR and ECC [J]. Circulation, 2010（122）：S640-S656.

[9] 秦克秀，赵勇，张泓. 电除颤术在心肺复苏中应用进展 [J]. 中外医疗，2010（12）：183-184.

[10] 全国护士执业资格考试用书编写专家委员会. 2011全国护士执业资格考试指导 [M]. 北京：人民卫生出版社，2011：176-179.

[11] 史定妹，李丽娟，孙陈磊，等. 圆珠形玻璃转子氧气流量计精确定位问题的研究 [J]. 护士进修杂志，2009，24（14）：1308-1309.

参考答案

第一章 急性阑尾炎病人的出入院护理

第一节 搬 运 法

思考与准备

（1）在门诊接诊过程中，我们可以运用什么工具、技术来评估陈爷爷的身体状况，以安排其尽快就诊？

答：可以使用护理评估技术：收集健康资料，借助体温计、血压计、数脉搏、呼吸来测量生命体征和意识情况。用最快的时间判断陈爷爷是否需要紧急救治。

（2）在护送陈爷爷至病房的过程中，我们应选择什么工具？应注意观察什么？

答：应该选择平车，在运送至病房的过程中，除了注意观察病人的面色、呼吸、神志、腹痛的变化之外，还应注意观察输液情况。

进阶练习

陈爷爷被送到普外科，你是他的责任护士，在接待病人过程中，你将完成哪些工作？请按先后顺序排列。

答：①核对入院病人；②交接病人医学资料、贵重物品；③接收病人病历、检查检验结果、住院证；④危重症病人应测量生命体征，检查全身皮肤、各管道固定通畅情况；⑤护送病人至病床；⑥测量生命体征，处理紧急情况；⑦通知主管医生：病人年龄、所在床号、诊断、主要症状、体征、所测量的生命体征；⑧护理评估、入院宣教；⑨执行医嘱；⑩观察病情；⑪护理记录。

第二节 铺 备 用 床

思考与准备

（1）接到上述通知，你应该做哪些准备工作来迎接病人？

答：确定床单位、铺备用床（变暂空床）、通知责任医生及责任护士。

（2）在准备床单位的过程中，什么技巧能让你最快、最省力地铺好平整紧实的床单位？

答：1）床单、被套等用物折叠规范、摆放有序。

2）应用节力原则：①能升降的床，将床升起，以免腰部过度弯曲；②铺床时护士身体靠近床边，上身保持直立，两腿间距离与肩同宽，两膝稍屈，降低重心，增强身体的稳定性；③包折床角时扩大支撑面，双腿呈前弓后直状；④动作一步到位，减少多余动作。

3）打开床单、被套时，中线能对齐床的中线，不偏移。

进阶练习

若陈爷爷在送院途中出现阑尾炎急性穿孔，造成腹膜炎，处于休克状态，需要紧急手术，请模拟比较：这时的入院处置跟常规入院有哪些不同？

答：①搬运：若陈爷爷出现休克，应运用平车、建立静脉通道、疏通过道，安排护士在电梯口等候。②急救准备：迅速安排病人入住监护室、抢救室或靠近护士站的病房；立即通知医生同值班护理人员做好抢救准备，备好氧气、吸痰器、急救车等急救器材。③密切观察病情变化：病人入病区安置妥当后，安排一位护士与护送人员进行仔细的病情、治疗和药品交接。监测生命体征，检查皮肤、管道固定通畅情况。④配合医生进行抢救，执行医嘱并做好术前准备，做好护理记录。⑤向病人家属询问病情（关键、重点病情收集与抢救同时进行，其他在抢救后收集），常规性入院宣教可延后至术后病情稳定后再做。

第二章　脑出血病人的清洁护理

第一节　口　腔　护　理

思考与准备

（1）在执行上述护嘱前，你会通过什么方法评估病人的口腔情况？

答：①视诊：需要在光线充足的条件下进行，可借助手电筒和压舌板等，查看病人的口腔情况，如唇、黏膜和牙龈、牙齿、舌、腭等。②嗅：闻一下病人口腔有无特殊的气味。③查阅检查结果：咽拭子、口腔黏膜培养结果、测试病人口腔的pH值。④交谈：与病人及其家属进行详细的交谈。

（2）略。

进阶练习

为脑出血昏迷的病人进行口腔护理应该注意哪些问题？

答：1）每日应进行口腔护理2～3次，以保持口腔清洁湿润，预防口腔感染，防止口臭、口垢。

2）使用开口器帮助张口时，应从臼齿处放入，牙关紧闭者不可用暴力助其张口。

3）禁忌漱口。每次擦洗只夹取一个棉球，擦洗时须用血管钳夹紧棉球，严防遗留在病人口腔内。棉球不可过湿，以免溶液吸入呼吸道。

4）口腔黏膜有溃疡者，可涂冰硼散。口唇干裂涂以润滑油。张口呼吸者予一层湿纱布覆盖于上下唇间。

5）口腔有人工气道病人，在固定好管道、清洁口腔的同时，还需要用纱布清洁人工气道外壁，包括口咽管或气管插管和牙垫。

第二节 头发护理

思考与准备

(1) 床上洗发的禁忌证有哪些?

答：病情不稳定、头皮伤口未愈合、颅脑损伤急性期、过于虚弱无法耐受者暂不进行洗头，脊柱损伤或颈椎手术病人待颈椎稳定性恢复后再洗头。

(2) 略。

进阶练习

为脑出血病人进行床上洗发应该注意哪些问题?

答：操作前应该评估病人的病情及是否有手术，如有手术者应检查伤口是否愈合；洗头时避免头部动作过大，头不要放得太低，以免颅内充血引发再次出血；洗头过程中注意观察病人的病情变化。

第三节 皮肤护理

思考与准备

(1) 该病人为何不能进行沐浴？哪些病人不适宜进行沐浴？哪些病人不适宜床上擦浴？

答：该病人脑出血后生活不能自理无法进行沐浴。病情危重、不稳定，极度虚弱，大手术后，全身多发性损伤，大面积烧伤，肢体活动受限，长期卧床，生活不能自理者不适宜进行沐浴。生命体征不稳定者禁止擦浴。

(2) 略。

进阶练习

为脑出血后昏迷病人进行皮肤护理要注意哪些问题?

答：要做到"七勤"：勤观察、勤翻身、勤按摩、勤擦洗、勤整理、勤更换、勤交班。注意以下方面：

1) 避免局部长期受压。①经常变换体位：鼓励和协助病人定时翻身，大约每 1 h 翻身 1 次。翻身时尽量将病人身体抬起，避免推、拉、拖的动作，以防擦伤皮肤。②均匀承受压力：在骨突起部位垫海绵垫、气垫圈、水袋等保护骨隆突处和支持身体空隙部位，使身体各部位均匀受压，有条件者可使用防褥疮气垫床。

2) 避免局部受潮湿、摩擦刺激。①保持床铺清洁、平整、无皱褶、干燥、无碎屑。②有大小便失禁、呕吐、出汗者，应及时擦洗干净，衣服、被单随湿随换；伤口若有分泌物应及时更换敷料，不可让病人直接卧于橡胶单上。③使用便器时，抬起病人腰骶部，必要时垫上纸或布垫，以防擦伤皮肤。

3) 促进血液循环。①定期按摩：经常用温水擦浴，定时用 50% 乙醇按摩全背和受压处。②鼓励病人活动：在病情允许的情况下，进行主动或被动的全范围关节运动，参与自己力所能及的日常活动。

4) 改善营养状况。营养不良是直接影响压疮愈合的因素，应加强病人饮食营养，增强病人抵抗力，给予病人高热量、高蛋白、高维生素饮食。

5)加强观察。注意加强观察病人病情变化,意识状态,皮肤的颜色、温度、完整性、清洁度,皮肤的敏感度等方面。

第三章 脑出血后偏瘫病人的被动关节活动

思考与准备

为了让李伯伯感到舒适同时避免压疮,根据上述护嘱我们需要每 2 h 为他翻身 1 次,请问适合他的卧位有哪些(用图或文字描述)?

答:1)仰卧位(见图①):头部枕在高度适中的枕头上,不要使胸椎屈曲;患侧肩胛下放一个枕头,使肩前伸外展 20°～30°,并使肘部伸直,腕关节背伸,手指伸开;患侧臀部及大腿下面放置一个枕头,防止患腿向外旋;患侧膝关节下可放置一个枕头或毛巾卷,踝关节中立位,足板置于足下预防足下垂。

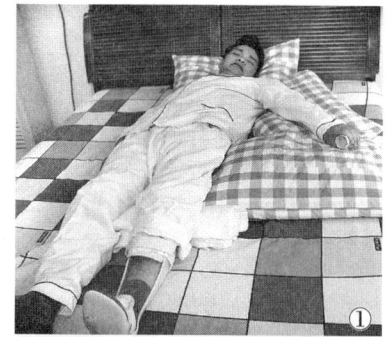

2)患侧卧位(见图②):可以增加对患侧的刺激,并使患侧被动拉长,抑制痉挛,此时健侧手可以自由活动。头下置一枕头,不宜过高;身体 60°～80° 倾斜,后背用枕头稳固支撑;患肩前伸 90° 左右,不能受压,伸肘、前臂旋后、手指伸展,健手可放于胸前或身上;患侧下肢稍后伸、屈膝,健侧下肢放于患肢前方,屈髋屈膝,其下垫枕,以免压迫患侧。

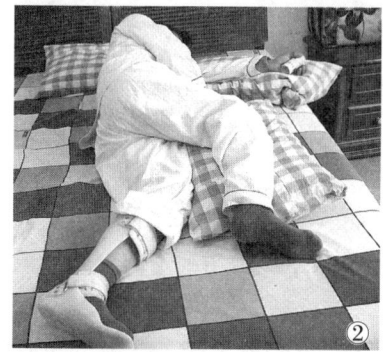

3)健侧卧位(见图③):有利于患侧的血液循环,可减轻患侧肢体的痉挛和水肿。头下置一枕头,身体略前倾;患肩前屈 90°～100°,其下垫枕;患侧下肢向前屈髋、屈膝,其下垫枕,足不能悬于枕头下,防止内翻;健侧肢体在床上取舒适位置。

进阶练习

(1)作为李伯伯的主管护士,除了"定时翻身"及"被动关节活动"两项护嘱,你认为还应添加哪些呢?

答:口腔护理 bid、床上擦浴 qd、床上洗头 q5d。

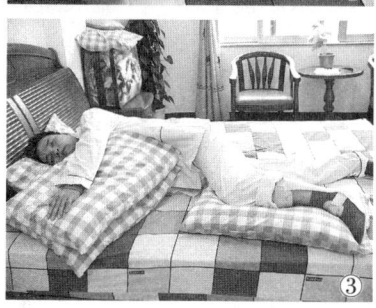

(广东省工伤康复中心 冼庆林图)

(2)假设你将在社区对病人家属进行"长期卧床病人的家庭护理"的健康教育,你认为哪些是重点的宣教内容?你将以哪些方式来开展教学?

答:1)重点的宣教内容包括:①安全护理。环境设计、保护具的使用。②生活护理。口腔、头发、皮肤的护理。③饮食护理。食物的选择、喂食的方法。④排泄护理。大小便失禁、便秘的护理。⑤康复介入(物理治疗、作业治疗、言语治疗),预防并发症。⑥心理护理。协助病人进行户外活动,提高其生活自理能力和自信。

2）教学方式：集体讲座（通过 PPT、视频、操作演示、小组讨论等形式）、上门提供一对一的服务、印制宣教册子及海报等。

第四章　破伤风病人的护理

第一节　无菌技术

思考与准备

（1）在执行上述医嘱前，你会评估病人的哪些情况？如何评估？

答：评估病人的诊断、生命体征、年龄、意识状态、伤口情况（部位、面积、深度、分泌物）。可通过护理技术来评估，如阅读病历，借助体温计、血压计来测量生命体征，通过视诊来观察伤口情况。

（2）略。

进阶练习

破伤风是由于破伤风杆菌侵入人体伤口引起的一种特异性感染。破伤风的主要临床症状有哪些？如何和化脓性脑膜炎、狂犬病作鉴别性诊断？

答：1）破伤风的主要临床症状是在肌肉紧张性收缩的基础上，呈阵发性强烈痉挛。最初受影响的肌群是咀嚼肌，以后依次为面肌、颈项肌、背腹肌、四肢肌群、膈肌和肋肌。表现为咀嚼不便、张口困难、蹙眉、口角下缩、咧嘴"苦笑"、颈项强直等痉挛姿态，共同形成"角弓反张"或"侧弓反张"状。

2）化脓性脑膜炎：有"角弓反张"状和颈项强直等症状，但无阵发性挛缩；病人无剧烈头痛、高热、喷射性呕吐、神志有时不清；脑脊液检查有压力增高、白细胞计数增多等表现。

狂犬病：有被疯狗、猫咬伤史，以吞咽肌抽搐为主。喝水不能下咽，并流大量口涎；咽肌应激性增强，病人听见水声或看见水，吞肌立即发生痉挛。

第二节　隔离技术

思考与准备

（1）略。

（2）根据医嘱要为赵先生进行伤口换药，操作者应如何避免感染？

答：①清晰的隔离观念：知道该病人的隔离种类为接触隔离。②根据操作内容选择合适的防护用具：要为病人换药，需准备隔离衣、手套、避污纸等。③明确的无菌观念：能清楚分辨无菌区与非无菌区；正确处理医疗废物。④熟练的操作技术：为赵先生进行伤口换药涉及的护理技术包括准备无菌换药盘、穿脱隔离衣、使用避污纸、换药等。

进阶练习

隔离是以切断传播途径为依据制定措施的，按传播途径不同分为几种？破伤风属于其中的哪种？其隔离的主要措施有哪些？

答：1）隔离以切断传播途径为依据制定措施，按传播途径不同分为严密隔离、呼吸道隔离、肠道隔离、接触性隔离、血液—体液隔离、昆虫隔离和保护性隔离共七种。

2）破伤风隔离属于其中的接触性隔离。

3）接触性隔离的主要措施有：①病人应住单间病室，不许接触他人。②接触病人时需戴口罩、帽子、手套，穿隔离衣；工作人员的手或皮肤有损伤者应避免接触病人。③凡病人接触过的一切物品，如被单、衣物、换药器械等均应先灭菌，然后再进行清洁和消毒、灭菌。④被病人污染的敷料应装袋标记后送焚烧处理。

第五章　发热病人的冷疗护理

思考与准备

（1）9：30张女士体温39.6℃，报告医生后遵医嘱予物理降温。你想到的冷疗方法有哪些？你会采用哪种冷疗技术？为什么？

答：冷疗的方法有两大类，分别是局部用冷和全身用冷。局部用冷的方法主要有冰袋、冰帽和冷湿敷；全身用冷的方法主要有乙醇擦浴和温水擦浴。

我会选择乙醇擦浴。因为病人已经发热多天，体温均为高热，现在的体温是39.6℃，病情较重，需要尽快把体温降下来，全身用冷的效果比局部用冷要好。

（2）执行操作前你会评估病人的哪些情况？

答：主要评估病人的病情、全身的皮肤情况及对乙醇是否有过敏史，此外评估病人对全身用冷的心理反应及合作程度。

（3）略。

进阶练习

（1）下午2时，病人体温升至39.8℃，执行表5.3医嘱后，应如何评价用药效果？

答：1）严格按照肌内注射的操作规程完成复方氨基比林的注射操作。

2）注射30 min后测量体温1次，记录在体温单上。观察体温下降的情况，及时向医生汇报。

（2）最近科室陆续收治了多名高热病人，除了上述的降温方法外，还有更新、更有效的降温方法吗？

答：1）有，是冰毯，又称为降温毯，全称是医用冰毯全身降温仪。

2）医用冰毯全身降温仪，是利用半导体制冷原理，将水箱内蒸馏水冷却后通过主机与冰毯内的水进行循环交换，促进毯面接触皮肤进行散热，以达到降温的目的。冰毯机上连有肛温传感器，可设定肛温的上下限，根据肛温变化自动切换"制冷"开关，将肛温控制在设定的范围内。

3）冰毯机有两种应用方法：单纯降温法和亚低温治疗法，前者用于高热病人，后者用于重型颅脑损伤的病人，使用时将病人上衣脱去，在冰毯面覆盖中单，将冰毯置于病人整个背部，并保持接触。可根据室温和病人的实际体温，准确、快速地调节病人的体温至预设的温度。

第六章 老年病人的热疗护理

思考与准备

(1) 你会采用哪种热疗技术？技术要点是什么？

答：我会考虑用热水袋。

使用时特别要注意水温的调节，一般病人60～70℃，特殊病人（婴幼儿、老年人、昏迷、末梢循环不良、麻醉未清醒、感觉障碍者等）50℃以内；热水袋不能灌得太满，一般在1/2～2/3为宜；热水袋不能直接接触皮肤，避免烫伤病人，要套上布套，特殊病人还要加套大毛巾，在使病人舒适的同时确保病人的安全。

(2) 略。

进阶练习

(1) 请举例日常生活中，哪些情况适合运用热疗技术？

答：（见下表）以下情况适合运用热疗技术。

热疗技术	目的	适用情况	操作要点
热水袋	保暖、解痉、镇痛、舒适	局部保暖，局部热敷	①水温：60～70℃，特殊病人50℃以内；热水量：1/2～2/3；②不能直接接触皮肤，须加布套
热湿敷	消炎、消肿、解痉、镇痛	软组织损伤的后期	水温：50～60℃
温水浸泡	促进血液循环	热水泡足，促进微循环，增加舒适	水温：43～46℃

(2) 对于老年病人冬天保暖，你有什么好的建议？

答：1) 有条件的可调节室温，使室内温度保持在24～26℃。若无空调设备，可关闭门窗（每天定时开窗通风，保持室内空气流通），室内适当增加一些取暖设备，尽量避免室温过低，影响舒适。

2) 御寒衣服尽量不要太臃肿，以柔软舒适、轻便为宜，做到既保暖又不妨碍老年人活动，确保老年人的活动安全。

3) 饮食方面，注意进食热量稍高的食物，保证身体热量的供应。

4) 睡前可用温水泡脚，水温一般在45℃左右，可促进微循环，增加舒适，又有利于老年人入睡。

5) 老年人睡眠时应注意不要盖太厚的棉被，可选择柔软舒适、轻便、保暖效果好的，同时可以增加柔软床褥，有条件的可增加一床电热毯，但使用时一定要注意安全，避免温度过高造成意外。

第七章 高血压病人的生命体征测量

思考与准备

(1) 接到这位新入院病人,你会评估病人的哪些情况?如何评估?

答:接到这位新入院病人要评估病人的病情、年龄、合作程度,重点评估病人的初步诊断及既往病史。

通过阅读病人的病历资料,询问病情和体格检查掌握病人的基本情况。

(2) 略。

进阶练习

现在,许多高血压病人在家进行血压的检测,请你告诉病人及其家属如何进行测量,测量过程中有哪些注意事项。

答:1) 居家血压的测量首先是选择合适的血压计,血压计分为水银血压计、无液血压计和电子血压计。水银血压计的测量比较准确,但是测量方法有一定的难度,作为居家血压测量,电子血压计比较准确而且安全,易于掌握测量方法。

2) 测量前要安静休息 5~10 min,排除影响血压客观值的因素。若有吸烟、喝咖啡、进食、运动、洗澡、情绪激动、紧张等,需休息 30 min 后再进行血压测量,以保证血压测量的准确性。

3) 测量过程中,手臂位置要与心脏同一水平。注意袖带的缠绕方法,以放入一指为宜。袖带过松,会呈气球状,有效面积变窄,使血压测量值偏高;袖带缠得太紧,未注气已受压,使血压测量值偏低。使用前要驱尽袖带内的空气,平整地置于上臂中部,袖带下缘距肘窝 2~3 cm。

4) 让病人掌握血压监测的数值标准。日常生活中理想的血压值是舒张压 < 80 mmHg,收缩压 < 120 mmHg;正常的血压值是舒张压 < 85 mmHg,收缩压 < 130 mmHg;轻度高血压收缩压 140~159 mmHg,舒张压 90~99 mmHg;中度高血压收缩压 160~179 mmHg,舒张压 100~109 mmHg;重度高血压收缩压 ≥ 180 mmHg,舒张压 ≥ 110 mmHg;临界高血压值为收缩压 140~159 mmHg,舒张压 90~99 mmHg。

5) 对于长期监测血压的病人,测量时要做好"四定":定时间、定部位、定体位、定血压计,有助于准确性和对照的可比性。

6) 正确判断降压效果,及时调整用药,采用合理的生活方式,提高自我保健能力。

第八章 慢性支气管炎病人的护理

第一节 鼻导管给氧

思考与准备

（1）李明医生为什么要给该病人持续低流量吸氧？

答：病人的血气分析结果示：$PaO_2 < 6.4$ kPa（48 mmHg），$PaCO_2 > 8.0$ kPa（60 mmHg），属于Ⅱ型呼吸衰竭，即缺氧合并二氧化碳潴留。缺氧主要通过颈动脉窦和主动脉体化学感受器的反射作用刺激通气。但对于Ⅱ型呼吸衰竭病人，由于较长时间的高 $PaCO_2$，使呼吸中枢适应了高 $PaCO_2$ 的内环境，因而不再兴奋，此时机体缺氧（即低 PaO_2）的状态成了维持呼吸系统兴奋的有效刺激，若高浓度吸氧会解除低氧血症对化学感受器的刺激，使通气量减少，产生呼吸抑制甚至呼吸停止。

（2）略。

进阶练习

现在，许多慢性阻塞性肺病（COPD）病人家中都备有制氧器或氧气筒，请你告诉病人及其家属如何保证用氧安全及效果，避免氧中毒、呼吸道损伤等并发症。

答：1）家庭氧疗首先要解决氧气的来源问题。目前有三种氧疗装置可供病人选择：①压缩氧气瓶：有各种规格，瓶内所装为纯氧，配减压器和流量计。②制氧机：使空气中的氧和氮及其他惰性气体分离，氧流量一般在 1～3 L/min 范围之内。室内使用方便，无须定期更换，适合在家庭中作长期氧疗之用。③液氧罐：此罐多为钛合金装置，重量轻（3 kg），便于外出携带，供氧时间为 6～8 h。

使用上述供氧装置时，一定要注意安全，在吸氧处 2 m 以内严禁明火，如点蜡烛、烧液化气等。氧气瓶需固定妥当，要防止暴晒和震动。

2）正确掌握各种吸氧工具的使用方法：①家庭氧疗常用的有鼻导管法、鼻塞法和面罩法。②鼻导管法又分为单侧和双侧鼻导管。如果使用单侧鼻导管（包括鼻塞）吸氧，应闭嘴用鼻呼吸，若用嘴呼吸，会影响吸入氧的浓度，且导致口干、舌燥。此外，还应经常检查鼻导管是否通畅，是否有分泌物堵塞。长期使用单侧鼻导管，对鼻咽部刺激较大，病人可能感到不舒服。若使用鼻塞置于前鼻孔吸氧，病人会感到较为舒适、轻便，也不影响说话和进食，但缺点是不易固定，睡眠时容易脱落。双侧鼻导管可插入两侧鼻前庭，不易造成脱落，且容易耐受。③面罩吸氧虽然有效，但影响说话和进食，且长期使用还可引起面部压迫性损伤，故只能短期使用。

3）掌握氧疗时间及氧流量：①对于慢性阻塞性肺病低氧血症病人来说，为了取得较好的氧疗效果，每日至少吸氧 15 h 以上。一般主张低流量吸氧，即吸氧流量为 1～2 L/min，应在医务人员的指导下根据病情进行调节，切勿自行缩短吸氧时间及随意调整氧流量。②正确使用氧气流量表，正确读数。家庭氧疗病人均需使用氧流量表，以调节吸入氧气的流量。流量表的读数要准确，正确的方法是：如果是球形指示针，则眼睛视线、球中心及流量表刻度应在同一条水平线上；如果是锥形指示针，则眼睛视线、锥体上缘及流量表刻度应在同一条水平线上。这样读出的氧气流量才是真正的吸入氧流量。

4）掌握清洗和消毒吸氧工具的方法。鼻导管和面罩一般每天清洗1次，通常先使用家庭用的清洁剂洗涤，再用清水洗干净后晾干。湿化瓶每日用清水清洗，湿化瓶冷开水一般每天换1次。鼻导管和湿化瓶每星期更换1次。

5）学会判断是否有氧气流。要确定鼻导管内是否有氧气逸出，最简单的办法是将鼻导管弯曲，然后放开，感觉鼻腔内是否有氧气进入。也可以将鼻导管开口放入盛水的杯子内，如果有气泡溢出，则说明有氧气流。

6）学会观察吸氧效果。如果吸氧后，紫绀减轻或消失，呼吸减慢而平稳，心率减慢，血氧分压和氧饱和度上升，说明氧疗效果好；反之，若有意识障碍，呼吸困难加重，应请医务人员指导。

第二节 吸 痰

思考与准备

（1）请问"吸痰 prn"属于什么类型的医嘱？应在病人出现什么情况时执行？

答："吸痰 prn"属于长期备用医嘱。

应在病人喉头出现痰鸣音、听诊肺部有湿啰音或排痰不畅时及时抽吸。

（2）略。

进阶练习

在临床和日常生活中，会出现急性痰液堵塞呼吸道引起窒息的情况，若不能及时找到负压吸引装置，有其他急救方法吗？

答：1）口对口吸痰法：是出现上述紧急情况且无任何急救设备时所采用的应急方法。操作者一手托起病人的下颌，并使头后仰打开气道；另一手捏住病人鼻孔，双唇包绕病人口唇部，用力吸气，将痰液吸出。

2）注射器吸痰法：当病人急需吸痰而无负压吸引设备时，可用 50 mL 或 100 mL 注射器连接吸痰管抽吸痰液。

3）吸球吸痰法：可在新生儿及婴幼儿口鼻腔内有稀薄分泌物时采用。

第三节 吸 入 给 药

思考与准备

（1）若你要为病人进行吸痰和雾化来协助其排痰，你会以什么顺序进行？为什么？

答：先雾化再吸痰。因为雾化可以稀释痰液，有利于吸出。

（2）略。

进阶练习

请你总结有助于清除病人气道分泌物的方法。

答：1）有效咳嗽：指导病人进行5～6次深呼吸后缓慢深吸气，屏气2 s，然后张口咳嗽2～3次，咳嗽时收缩腹肌，腹壁回缩。停止咳嗽，缩唇将余气尽量呼出。再缓慢深吸气，重复以上动作。连续做2～3次后，休息和正常呼吸几分钟后再重新开始。

2）湿化气道：雾化吸入法。

3）体位引流与叩击排痰：①体位引流。使病变部位位于高处，引流支气管开口向下，利用重力的作用引流痰液。根据病人的病情和耐受力选择合适体位，每种体位维持约 5～10 min，身体倾斜度约 10°～45°。引流一般在餐前进行，每日 1～3 次，每次 15 min。②叩击排痰。操作者五指并拢成空杯状，利用腕力快速有节奏地叩击背、胸部（背部从第十肋间隙开始向上叩击至肩部，胸部从第六肋间隙开始向上叩击至肩部），每个部位 1～3 min。叩击原则为从上至下，从外至内，避开乳房和心脏，勿在脊柱和骨突部位进行。

4）气管内吸痰。

第四节　体位引流与叩击震颤

思考与准备

（1）在执行上述护嘱时，应以什么样的顺序执行？为什么？

答：应先根据病人的痰液所在部位，摆好体位进行引流，同时进行叩击和震颤。这样更有利于松动痰液，并从细支气管移至主支气管。

（2）略。

第九章　肾病综合征病人的给药护理

第一节　口　服　给　药

思考与准备

（1）针对"醋酸泼尼松"、"血脂康"这两种口服药，你会对病人进行哪些宣教？

答：向病人介绍药物的作用、不良反应及服用方法。

"醋酸泼尼松"是肾上腺皮质激素类药，具有抗炎、抗过敏、抗风湿、免疫抑制作用。不良反应有并发感染，易产生高血压，老年病人尤其是更年期后的女性使用易发生骨质疏松。

"血脂康"的药理作用是除湿祛痰，活血化瘀，健脾消食。用于脾虚痰瘀阻滞症的气短、乏力、头晕、头痛、胸闷、腹胀、食少、纳呆等，高血脂症；也可用于由高血脂症及动脉粥样硬化引起的心脑血管疾病的辅助治疗。不良反应有胃肠道不适，如胃痛、腹胀、胃部灼热等；罕见乏力、口干、头晕、头痛、肌痛、皮疹、胆囊疼痛、浮肿、结膜充血和泌尿系刺激症状。

醋酸泼尼松在每天早饭后（约上午 8 点）服用 1 次，血脂康在早饭后（约上午 8 点）和下午 4 点左右各服用 1 次。

（2）略。

进阶练习

(1) 王先生因感冒需服用复方磺胺甲基异恶唑、复方阿司匹林、止咳糖浆，请问该病人应如何正确服用以上药物？

答：复方磺胺甲基异恶唑属于磺胺类药物，必须准时服药，以维持药物在血液中的有效浓度；服药后应多喝水，因药物经肾脏排除，尿少时易析出结晶，引起肾小管堵塞。复方阿司匹林属于解热镇痛药，服药后胃肠道不良反应较多见，建议饭后服用，该药一般是以缓释片、肠溶片或者泡腾片的剂型出现，服用过程不可嚼碎。止咳糖浆对呼吸道的黏膜有安抚作用，服后不宜立即饮水，以免冲淡药液，降低疗效。同时服用多种药物时，应最后服用止咳糖浆。

(2) 讨论：一些老年的慢性病病人可能合并多种疾病，需长期口服药物治疗，由于病人的年纪大、服药种类繁多且时间不一，该类病人在家中服药时常会出现剂量不对、时间不对甚至自动停药等问题，作为护士你会给他们什么样的建议？

答：1) 建立有效方法：防止常用药物的漏服、误服和多服，建立个人家庭服药卡。病人常用的药物，按卡上的内容认真填写，并教会病人卡的使用方法。然后把他所要服用的全部药物连同卡片一起放在一个固定容器内，把该容器放在饭桌上或其他容易看到的地方，便于提醒服用，并指导病人每次服药后在卡片的背面写上服药时间。

2) 排药法帮助服药：老年人慢性病用药品种和剂量如果没有新的病情发生，一般变化不大，可采用排药的方式。方法是：准备7~10个纸杯，用粗笔在纸杯上写日期，把老人慢性病常用药物按早、中、晚应服剂量用纸包好，并写上早、中、晚放入1个纸杯，1次分包7~10杯。如果老人不识字，早、中、晚可改画成刚出地平线的太阳用以代表早晨，又红又大的太阳代表中午，月亮代表晚上，日期可用横道或竖道表示。把杯子一字排放在饭桌一侧，并告诉他每天1杯，每次按标示服1包，可防止误服、漏服和多服。市面上也有售各类型的药盒，如一周28格药盒、带提醒功能的电子药盒等，也有此类效果。

3) 呼唤器补助提醒法：对记忆力差的慢性病老人，病情需要特殊用药、服药时间特殊时，可用补助呼唤器。如闹钟定闹，手机设定提醒，家人或同室居住者提醒等。

4) 佩戴饰物提醒法：打印一个"药"字，进行过塑。然后用线绳拴在老人第二个衣扣上，当老人穿脱衣服时可起到提醒服药的作用。

5) 特殊情况的服药管理：对生活不能自理的老人，要教会家人和保姆正确喂药的方法，讲解药物治疗的重要性；喂老人药时要有耐心，一次不可喂过多的药片，防止误入气管，引起呛咳或其他危险事件发生。对吞咽困难的老人，可以把药片研碎，调成糊状，用适量温水送下，并检查是否完全咽下。

对一些慢性病病人需要特殊用药、服药时间特殊的，要告知可能出现的不良反应，做好自我监护，采取正确的防范措施，如降压药、降糖药、抗凝药等。

应告知老年慢性病患者正确区分保健品和药品，保健品不能代替药品，在服保健品的同时，没有社区医生的指导不能停服正在使用的药品。

第二节 皮下注射

思考与准备

（1）请简单介绍"低分子肝素钙"的药理作用及不良反应。

答：低分子肝素是一种低分子量的肝素，由具有抗血栓形成和抗凝作用的普通肝素解聚而成，是一种新型的抗凝血酶Ⅲ（ATⅢ）依赖性抗血栓形成药，其药理作用与普通肝素钠基本相似。本品对体内、外血栓，动、静脉血栓的形成有抑制作用。临床用于预防手术后血栓栓塞，预防深静脉血栓形成、肺栓塞、血液透析时体外循环的抗凝剂、末梢血管病变等。

不良反应偶有血小板减少症、血栓形成、出血迹象，在注射部位发生皮肤坏死、血肿、过敏反应、转氨酶增高等症状。

（2）为病人进行皮下注射低分子肝素钙时，你会对其进行的健康教育内容包括哪些？

答：低分子肝素钙的药理作用、可能出现的不良反应；注射后勿按揉穿刺点，注意密切观察病情，指导病人自我观察，特别是注意有无瘀血及皮下出血的发生。

（3）略。

进阶练习

病人李某，58岁，患糖尿病多年，现遵医嘱自行于三餐前30 min行胰岛素注射，请问应采用什么注射方法？如何定位？若你是他的责任护士，如何对其进行健康指导？

答：1）胰岛素注射采用皮下注射。

2）病人自行注射以大腿前侧、外侧和腹部较为方便。如果反复在同一区域注射，可造成皮肤脂肪肥厚或萎缩，所以每天注射的部位必须时常更换，每次注射间距亦应在2.5 cm以上。避免注射后立即运动，因为剧烈运动后胰岛素会很快被吸收，严重时可能会发生低血糖。

3）健康指导：①胰岛素的注射时间：应严格按照医生的医嘱执行，在餐前30 min注射。②胰岛素的注射方法：选择好注射部位后用乙醇消毒局部，待干后再进行注射，否则乙醇从针眼带到皮下会引起疼痛；然后右手持注射器，呈持笔状，左手的拇指和食指轻轻捏起或用拇指与食指将注射部位的皮肤绷紧，将注射针头按与皮肤成45°～75°角迅速有力地刺入皮下，检查无回血后可将胰岛素缓慢注入皮下。注射完后让针头停留5 s，然后取消毒棉在针刺口轻压并迅速拔出，且进针和拔针要保持在同一个方向，可以减少疼痛并防止药液外溢。最后用棉球擦拭注射部位，切勿用力挤压或揉搓。胰岛素笔的针头应定时更换，多次重复使用会使针头变钝或变形，易引起疼痛和感染。切记每次注射前监测血糖，以确保安全。③低血糖的防治：胰岛素用量过大、进食少、活动量明显增加都可导致低血糖，可出现心悸、焦虑、紧张、面色苍白、冷汗、手抖等交感神经兴奋的症状。因此，病人应密切监测血糖，逐步调整胰岛素的用量。饮食尽可能做到定时定量，搭配合理，一旦出现低血糖立即口服糖水或其他含糖饮料，添加面包、饼干、水果等，必要时去医院就诊。④过敏反应的防治：表现为注射部位红肿、有烧灼感、肿胀硬结、瘙痒，继而出现荨麻疹样皮疹；出现全身性荨麻疹较少。一般的过敏反应可采用抗组胺类药物治疗，重者需更换制剂；同时还应确保乙醇中不含任何污染物，及注射部位没有受感染的迹象。⑤水肿的防治：胰岛素有水钠潴留的作用，可造成人体水肿，出现轻度的颜面和肢体水肿。因此，应给予低盐饮食，水肿明显时应控制水的摄入，同时应注意保护皮肤，防止损伤，必要时去医院就诊。⑥局部反应的防治：各类胰岛素皮下注射都可发生局部皮下脂肪萎缩、皮下脂肪增生、红斑和皮下硬结，常呈对称性或不对称性出现。病人每次注射应更换部位，1周内不可注射同一位置2次。也可改用高纯度及人胰岛素，既可达到预防作用，又可促进萎缩部位皮下脂肪的再生。同时采用理疗的方法使其慢慢恢复，如热敷、按摩等。

第三节 肌内注射

思考与准备

(1) 医嘱的分类有哪些？上述医嘱应该在什么情况下执行？

答：医嘱分为长期医嘱、临时医嘱和备用医嘱。其中备用医嘱又分为长期备用医嘱和临时备用医嘱。

上述医嘱（prn）属于长期备用医嘱，病情需要时才执行，有效时间在24 h以上，需医生注明停止时间方失效。上述医嘱应在病人恶心、呕吐严重时执行。

(2) 请简单介绍"胃复安"的药理作用及不良反应。

答：胃复安的药理作用：主要是抑制延脑的催吐化学感受器，具有较强的镇吐作用；促进胃蠕动，加速胃内容物的排空，改善胃功能；对高级中枢有轻微抑制作用，但无催眠作用。其作用迅速，肌注后15 min至1 h即发挥作用。用于多种原因引起的恶心、呕吐（对美尼尔氏综合征的呕吐无显著疗效）及食欲不振、消化不良、胃部胀满、嗳气等消化功能障碍。

不良反应：较常见昏睡、烦躁不安、倦怠无力；大剂量或长期应用因阻断多巴胺受体，使胆碱能受体相对亢进而导致锥体外系反应。主要表现为帕金森综合征，出现肌震颤、头向后倾、斜颈、阵发性双眼向上注视、发音困难、共济失调等。

(3) 为病人进行肌内注射时，你会对其进行的健康教育内容包括哪些？

答：胃复安的药理作用、可能出现的不良反应，药物注射时保持注射部位静止不动以免引起不适或断针。

(4) 略。

进阶练习

患儿王某，18个月，因急性上呼吸道感染而住院治疗。体温39 ℃，脉搏120次/分。遵医嘱给予林可霉素0.3 mg im bid。请你考虑适宜的注射部位，怎样定位？给婴幼儿进行肌内注射应注意什么？

答：1) 2岁以下婴幼儿因臀部肌肉发育不完善，臀大肌注射时有损伤坐骨神经的危险，故常选用臀中小肌和股外侧肌注射。

2) 定位方法：①臀中小肌。有两种方法：构角法，即以食指尖和中指尖分别置于髂前上棘和髂嵴下缘处，这样髂嵴、食指、中指便构成了一个三角形，注射部位在食指和中指构成的内角内；三横指法，即髂前上棘外侧三横指处（以病人自己手指宽度为标准)。②股外侧肌。股骨粗隆至膝盖平均分为3等分,取中间的1/3。

3)婴幼儿肌内注射时应注意:①肌注过程中,要固定好婴幼儿,不让其挣扎乱动,以免弄断针头;做到"三快",即进针快、推药快和拔针快。②注射后不要立即离开,应停留在医院观察15 min左右。③肌注后让孩子休息一段时间,不要进行剧烈的走动。④肌注后如孩子诉说打针部位疼痛,走动不便,要严密观察。必要时到医院请医生检查。⑤肌注后药物引起的局部硬块,可用热敷或艾灸促其吸收。

第四节 药物过敏试验

思考与准备

(1) 为保护病人安全,操作环境必须具备的条件包括哪些?

答:环境宽敞明亮,光线充足,便于观察结果和抢救;有吸氧设备、吸引装置、急救盒、呼叫系统,便于抢救的开展。

(2) 为病人进行该操作时,你会对病人进行的健康教育内容包括哪些?

答:青霉素皮试的意义,青霉素的药理作用及可能出现的过敏反应及临床表现;操作前的护理评估,包括"三史"(药物史、家族史、过敏史)和注射时不应空腹,及交代病人提前上厕所;在20 min观察期间的注意事项(首次注射观察30 min):不应离开病房、不可挠抓注射部位、出现不适应立刻呼叫医护人员。

(3) 略。

进阶练习

丁先生,25岁,近3个月出现咳嗽、咳痰、咯血、午后低热等症状,怀疑肺结核,现入院治疗,医嘱纯蛋白衍生物结核菌素(PPD)试验检查。如果你是责任护士,请问此项试验的原理是什么?操作实施要点是什么?应该注意哪些问题?怎样观察试验结果?

答:1) 结核菌素皮肤反应是迟发型细胞超敏反应。它是抗原(结核菌或卡介苗)进入机体使机体的免疫T淋巴细胞致敏,并大量分化增殖。当已致敏的机体再次遭受抗原入侵时,致敏淋巴细胞就会与之结合,引起变态反应性炎症。表现在结核菌素注射部位形成硬结甚至发生水泡、坏死。结核菌素试验阳性表明机体曾经受到结核菌感染或接种过卡介苗,也表示机体对结核菌有一定免疫力。但也有少数免疫力低下的人(约5%)呈阴性或因技术原因而呈现假阴性。通常接种卡介苗后,若PPD皮试阴性,说明接种失败。

2) PPD试验操作实施要点如下:①配皮试液:先吸PPD原液0.1 mL备用;另吸PPD原液0.2 mL,加0.9%氯化钠液稀释至0.5 mL备用。②选部位:前臂掌侧下1/3处,一般选用左手臂。③以75%乙醇消毒皮肤。④皮内注射PPD原液0.1 mL(5 U)。⑤计时,整理床单位及用物。

3) 操作注意事项:①皮试液剂量要准确,不同浓度的皮试液要做好标记。②注射后局部不可热敷、触摸等。③忌用碘类消毒剂。④结核菌素试验阳性仅表示曾有结核菌素感染,并不表示一定患病。⑤对婴幼儿的诊断价值大于成人,因年龄越小,自然感染率越低。

4）注射后48 h、72 h各观察1次，并记录72 h反应结果，观察时应注意：①注射部位皮肤微红无硬结或无反应者或局部无红肿，硬结直径在5 mm以下者为阴性（-）。②红斑与硬结直径在5～9 mm者为弱阳性（+）；在10～19 mm者为阳性（++）；在20 mm以上者为强阳性（+++）；红肿剧烈，且有组织坏死或起泡者为超强阳性（++++）。③注射20～36 h内，注射区发红而较软，72 h反应消退者为假阳性。④记录注射部位、方法、稀释浓度、剂量、所用结核菌素种类、生产单位、批号与反应情况等。

第五节 静 脉 注 射

思考与准备

（1）略。

（2）请简单介绍"环磷酰胺"的药理作用及不良反应。

答：环磷酰胺的药理作用：在体外无抗肿瘤活性，进入体内后先在肝脏中经微粒体功能氧化酶转化成醛磷酰胺，而醛酰胺不稳定，在肿瘤细胞内分解成酰胺氮芥及丙烯醛，酰胺氮芥对肿瘤细胞有细胞毒作用。此外，本品还具有免疫抑制作用。

不良反应：①骨髓抑制；②出血性膀胱炎；③恶心、呕吐；④脱发；⑤与大量液体同时给予时，可产生水中毒；⑥高剂量可产生心肌坏死，偶有发生肺纤维化；⑦可引起生殖系统毒性，如停经或精子缺乏，妊娠初期时可致畸胎；⑧长期给予环磷酰胺可产生继发性肿瘤；⑨环磷酰胺可产生中等至严重的免疫抑制；⑩用于白血病或淋巴瘤治疗时，易发生高尿酸血症及尿酸性肾病；⑪少见的副作用有发热、过敏、皮肤及指甲色素沉着、黏膜溃疡、肝功能丙氨酸氨基转移酶升高、荨麻疹、口咽部感觉异常或视力模糊等。

（3）在配置上述药物时，护理人员应注意什么？

答：①做好自我防护，避免直接接触药物。比如戴双层口罩、双层手套及眼罩，必要时穿防护服，使用生物净化台配制。②本药稀释后不稳定，应于2～3 h内注射，注射过程中应避光。

（4）"环磷酰胺"为化疗药，给病人注射时护士应注意什么？

答：①应先用生理盐水打通静脉通路，再接上环磷酰胺药物。②注射速度应该缓慢；严密观察，防止渗漏。③经常更换注射部位。

进阶练习

（1）李阿姨的手臂发生了什么问题？你认为应该如何处理？

答：李阿姨的手臂发生了药物外渗。

处理措施有：①立即停止注射；②不宜立即拔针，抽取3～5 mL血液后边回抽边退针；③局部冷敷；④硫酸镁湿敷；⑤用普鲁卡因局部封闭；⑥红外线照射，每日1次。

（2）注射环磷酰胺期间，对该病人进行的健康教育内容应包括哪些方面？

答：健康教育内容包括：①用药期间应该大量喝水，防止出现出血性膀胱炎。②用药期间可能会有脱发现象，可以戴假发适当修饰，但是用药停止后头发会长出来，不要太过担心。③用药期间可能会引起白细胞减少，低于 $3\times10^9/L$，要停药。此时，病人容易引起感染，所以平时应注意避免着凉，注意个人卫生，保持空气流通，不要去人多嘈杂的地方，以防止出现呼吸道感染等。④用药期间会有恶心、呕吐等胃肠道不适，不要太担心，这是药物的副作用导致的，严重者可遵医嘱用止呕剂。

第六节 静脉输液

思考与准备

(1) 静脉输液前需要评估的内容包括哪些？如何评估？

答：病人的诊断、生命体征、年龄、意识状态、药物过敏史、出入液量情况、心肺功能、穿刺部位皮肤完整性、静脉状况、治疗情况。

通过体格检查，如生命体征的测量、阅读病人的病历资料等进行评估。

(2) 略。

(3) 为病人进行操作时，你会对该病人进行的健康教育内容包括哪些？

答：①自己不能随便调节滴速，滴速是已经根据病情调节好的，如果有问题，立刻按床头铃叫护士处理；②如果液体不滴，输液部位肿胀、疼痛或者头痛头晕、恶心等不舒服，立刻按床头铃叫护士处理；③输液期间想上洗手间，不能自己一个人去，要叫护士陪同；④输液瓶滴空时请及时按铃叫护士处理。

进阶练习

(1) 什么是PICC？

答：PICC是指经外周穿刺置入的中心静脉导管，是中心静脉输液的一种类型。中心静脉输液是指经尖端位置到达上腔静脉的导管进行的一种输液治疗方法。包括PICC、CVC以及输液港。

(2) PICC适用于哪些病人？

答：1) 需要长期静脉输液，但外周静脉条件差、不易穿刺成功者。

2) 需反复输入刺激药物，如化疗药物者。

3) 长期输入高渗透性或黏稠度较高的药物，如高糖、脂肪乳、氨基酸等者。

4) 需要使用压力或加压泵快速输液者，如使用输液泵。

5) 需要反复输入血液制品，如全血、血浆、血小板等者。

6) 需要每日多次静脉抽血检查者。

第十章 五官科基本护理技术

思考与准备

(1) 在执行上述医嘱前，你会评估病人的哪些情况？如何评估？

答：评估病人的病情、年龄、合作程度、眼、鼻腔、耳的情况。

通过阅读病人的病历资料，通过体格检查，如眼的视诊，运用前鼻镜观察鼻腔，运用耳镜观察外耳道及鼓膜等进行评估。

(2) 略。

第十一章 产后大出血病人的输血护理

思考与准备

（1）在执行上述医嘱前，你会评估病人的哪些情况？如何评估？

答：评估病人的诊断、生命体征、意识状态、出血量估计、口唇、眼睑及甲床颜色。

通过体格检查，如生命体征的测量等进行评估。

（2）略。

进阶练习

对于因产后出血导致出血性休克的病人，护士应如何护理及观察病情？

答：1）针对原因迅速止血。①宫缩乏力性出血：加强宫缩。可采用：腹壁按摩子宫；遵医嘱注射子宫收缩剂；在无输血及手术条件的情况下，可采用宫腔内填塞纱条来压迫止血，24 h 取出纱布条。②胎盘滞留性出血：应在无菌条件下，行人工剥离胎盘术，取出胎盘，不易剥离者，做好手术准备。③软产道撕裂：及时缝合止血。④凝血功能障碍：去除病因，纠正休克。

2）失血性休克的护理：对失血过多尚未休克者及早补充血容量，失血多甚至休克者应输血。观察生命体征、意识和尿量，注意宫缩和阴道出血情况，让产妇平卧、保暖，并给氧。

3）预防感染：①保持环境清洁，注意室内通风和消毒。②严格无菌操作。③监测感染征象，遵医嘱给予抗生素。④保持会阴清洁，观察恶露及会阴伤口情况。

第十二章 口腔手术病人的鼻饲

思考与准备

（1）略。

（2）作为护士，为病人插胃管前应评估什么？

答：①病人的病情、意识状态、鼻腔状况（如鼻腔黏膜是否完好、有无鼻中隔偏曲、鼻腔阻塞等）；②营养状况、不能进食的原因、有无上消化道狭窄或食道静脉曲张等；③病人对鼻饲的心理反应及合作程度。

（3）操作过程中，如何判断胃管已正确插入胃内？

答：判断胃管在胃内的方法一般有三种：①从胃管抽出胃液；②置听诊器于胃部，快速经胃管向胃内注入 10～30 mL 空气，听到气过水声；③将胃管末端置于水中，无气泡逸出。必要时可以通过检查胃管刻度，检测回抽物 pH（≤5.5）或结合 X 线，确认胃管在胃内。

进阶练习

对于长期鼻饲病人，如何进行饮食护理？

答：1）胃管留置时间：长期鼻饲病人，胃管留置时间应根据管道材质或遵从厂家说明决定更换时间,一般普通胃管每周更换1次,硅胶管每月更换1次,于晚间末次喂食后拔管,次日晨换管由另一侧鼻孔插入。

2)鼻饲时的体位:脑血管意外病人由于咳嗽、吞咽反射低下及贲门括约肌处于开放状态胃液易返流而造成误吸,甚至合并肺炎。鼻饲前应将床头抬高30°～40°,可避免进食过程中及进食后的呛咳、返流、呕吐等情况,减少肺炎的发生。同时,在脑卒中时由于肢体健侧吞咽功能好于患侧,鼻饲时头偏向健侧,可明显降低胃反流的食物误吸入气管。特别应注意的是鼻饲后保持半卧位30～60 min后再恢复平卧位,以免吸气时将食物吸入肺部,造成窒息。

3)温度:食物要冷却至38～40 ℃,放于前臂内侧而不觉烫,方可注入。鼻饲温度过高或过低,可能烫伤或刺激黏膜。

4)常用鼻饲饮食及量:常用鼻饲饮食包括混合奶和匀浆饮食。混合奶的可用食物包括:牛奶、豆浆、熟鸡蛋、浓米汤、肉汤、蔗糖、植物油、食盐等。匀浆饮食的可用食物包括:米饭、米粥、面条、馒头、鸡蛋、鱼、虾、鸡肉、瘦肉、猪肝、蔬菜、油、盐等。鼻饲病人需要一个适应过程,开始时鼻饲量应少而清淡,以后逐渐增多。昏迷或较长时间未进食者,第一、二天以混合奶为主,每次50～100 mL,4 h喂食1次,如无特殊不适,从第3天开始,即可进食匀浆膳。长期进食匀浆膳的病人,每次灌注量(包括水在内)一般应在200～400 mL,每日3～4次,加水数次,每日总量为1 500～2 000 mL。

5)鼻饲时需注意事项:①灌注饮食前后要注意观察胃管是否在胃中。病人剧烈咳嗽,或出现呕吐反射时,可使胃内压上升而发生返流现象,有可能使胃管脱出而盘绕在口腔内。每次鼻饲前应先回抽。有胃液时,若有消化道出血或胃潴留(如血性、咖啡色或胃残留量大于150 mL),应停止鼻饲,待症状好转后再行鼻饲。如无异常可缓慢注入少量温开水(30 mL),然后再灌注鼻饲药物或流质。药物应将药片研碎,溶解后灌入。鼻饲速度应缓慢,并随时观察病人的反应。每次抽吸鼻饲时应将胃管返折或关好胃管,以避免空气进入胃内造成腹胀。②如为人工气道病人鼻饲,须保证气管内插管或气管切开插管气囊处于充气状态。③鼻饲过程中观察有无呛咳、呼吸困难、恶心、呕吐等情况。如出现呛咳、呼吸困难等误吸现象,立即停止鼻饲,并立即吸出口鼻及呼吸道的误吸物。④鼻饲后用温水30 mL冲洗胃管,避免食物残留在胃内发酵或变质,引起病人胃肠炎或堵塞管腔。将胃管末端反折并用纱布包好,皮筋系紧,如用三通的应每天冲洗三通。⑤注意口腔清洁,每日做口腔护理。可以保持口腔清洁、湿润,预防口腔的溃疡以及感染等并发症;还可以防止口臭、口垢,同时通过对口腔进行护理,可以观察口腔的变化,及时发现有无溃疡、口臭或者感染等。⑥准确记录病人鼻饲量、出入量。每周称体重一次,如发现病人的摄入量和消耗不平衡,及时与医生联系,调整治疗护理方案。⑦可适当进行主动与被动活动,如床上肢体运动,坐轮椅在室内、外活动,主要是促进肠蠕动利于消化吸收。

第十三章 直肠癌病人的排泄护理

第一节 大量不保留灌肠

思考与准备

（1）执行上述医嘱前，你需要评估的内容包括哪些方面？

答：①灌肠目的：清洁肠道，为直肠癌手术做准备；②病人的医疗诊断、病情（意识、直肠肿块位置、全身状况、肛周皮肤状况、有无禁忌证）、排便习惯、心理状态、合作程度等；③根据医嘱和病情，应选择何种灌肠溶液，其种类、浓度、温度、压力（灌肠器高度）和液量；④环境是否符合操作要求等。

（2）略。

（3）操作过程中，你会对该病人进行的健康教育内容包括哪些？

答：①告知灌肠操作的目的和方法，消除病人紧张焦虑心理，取得合作；②操作过程中指导病人放松的技巧，了解病人反应及液体流入情况，指导病人采取配合的技巧；③拔管后嘱病人保留5～10 min再排便，并解释原因；④根据病情交代排便时的注意事项，包括防跌倒、防虚脱、排便困难时切忌大力排便、动作变换时宜慢勿急等；⑤了解病人的排便习惯，给予相关的健康教育。

进阶练习

患儿，男，6个月，因病情需要行CT检查，患儿哭闹不止，医嘱予10%水合氯醛溶液直肠给药。请问该个案中直肠给药需采取什么护理技术？目的是什么？操作的注意要点有哪些？

答：1）护理技术：保留灌肠。

2）灌肠目的：灌入药物，通过肠黏膜吸收达到镇静催眠的目的。

3）操作注意事项：①评估患儿的病情、反应和肛周皮肤黏膜情况。②根据患儿体重及年龄（遵医嘱）确定药物剂量；药液温度：39～41 ℃。③选择灌肠工具：可采用一次性吸痰管（1岁以内用8号吸痰管）或剪掉针头的头皮针软胶管代替肛管，一次性注射器代替灌肠器。④安置体位：左侧卧位或俯卧位。⑤插管长度7～10 cm（婴幼儿），插管动作应轻柔，灌液缓慢匀速，观察患儿面色及反应。⑥药液灌注完毕，根据吸痰管或头皮针软管长度注入适量生理盐水，使管内药液全部灌入后，反折导管，轻轻拔出，嘱家长捏紧患儿肛门处5～10 min，并安抚患儿情绪促进入睡。⑦观察并记录灌肠效果。

第二节 导　尿

思考与准备

（1）案例中对该病人进行术前留置导尿管的目的是什么？

答：主要目的：术前引出尿液，以保持膀胱空虚，避免术中误伤。

其他目的：利于术中准确记录尿量，以观察病情变化。

(2)略。

(3)操作过程中,你会对该病人及其家属进行的健康教育内容包括哪些?

答:包括:①导尿操作的目的和方法,消除病人的紧张焦虑心理,取得合作;②操作过程中了解病人的反应及可能的不适,指导病人采取放松及配合技巧;③解释尿管的留置时间及原因;④留置尿管后的注意事项(指导防感染、防牵拉、防受压、发生脱出或管袋分离时的处理要点等)。

进阶练习

王某,男,58岁,因尿潴留入院,医嘱:留置导尿管。你在评估病人时发现,病人有前列腺增生病史,以前有导尿管难以插入的经历。请你思考对该病人实施导尿操作前需要加强哪些准备工作?操作中有哪些注意事项?

答:由于前列腺增生肥大,易导致尿道前列腺段比较狭窄,导尿操作时难度较大,应注意以下事项:

1)操作前:①用物准备:除常规导尿用物,还需要准备2%利多卡因10 mL、金属导管芯尿管或弯头导尿管备用。②心理准备:向病人做好解释工作,消除其紧张焦虑心情,放松配合。

2)操作时注意事项:①可选用前列腺弯头导尿管,插管前可经尿道外口注入2%利多卡因5~10 mL进行表面浸润麻醉,松弛尿道外括约肌。②插管前或插管至前列腺段时可向尿道内注入石蜡油5~10 mL,润滑尿道,减少插管阻力。③当尿管插入稍遇阻力时,嘱病人张口深呼吸,以减轻腹压,松弛尿道外括约肌,减小插管阻力。④插管时动作应轻柔,每次送入1 cm左右,防止尿管弯曲使插管困难。⑤确保见尿,即保证尿管已送至膀胱后,再注水囊或气囊,避免尿道损伤。⑥必要时可采用金属导管芯导入辅助插管,当尿管插入膀胱后退出管芯。此法须在专业医师指导下进行。⑦对一次不能成功者不要反复盲目试插,以免造成病人疼痛紧张和尿道黏膜水肿,导致插管困难。

第十四章 乙肝病人的血液标本采集

思考与准备

(1)在执行上述医嘱前,你会评估病人的哪些情况?如何评估?

答:评估病人的诊断、治疗情况、采血目的、皮肤及血管情况、是否进食。通过问诊、视诊、阅读病人的病历资料等进行评估。

(2)略。

进阶练习

目前,我国乙肝病毒携带者及乙肝病人人数众多,请你告诉病人如何做好家庭护理、自我保健及消毒隔离。

答:1)乙肝病毒携带者及乙肝病人在家庭生活中主要应做好自我护理及保健。①正确对待疾病,保持乐观情绪。恢复期病人可参加散步、体操等轻微体力活动,肝功能正常1~3个月后可恢复日常活动及工作,但应避免过度劳累和重体力劳动。②加强营养,适当增加蛋白质摄入,但要避免长期高热量、高脂肪饮食,戒烟酒。③不滥用保肝药物和其他损害肝脏的药物。

2）在预防隔离方面需要做好家庭预防。实施适当的家庭隔离，病人的食具、用具、洗漱用品、美容美发用品、剃须刀等应专用，病人的排泄物、分泌物可用3%漂白粉消毒后弃去，防止污染环境。家中密切接触者应进行预防接种。

第十五章　单人徒手心肺复苏

思考与准备

（1）王明在公园时是否发生了心搏骤停？如何判断？若你在旁，如何处理？

答：心搏骤停的症状：①突然意识丧失或伴有全身抽搐；②呼吸停止或不能正常呼吸，如呈叹息样呼吸；③心音消失，大动脉搏动消失，血压测不出；④瞳孔散大，对光反射消失；⑤皮肤苍白或发绀。

李和呼唤王明时，其无反应，呈喘息状，不能正常呼吸，嘴唇乌紫，说明王明正发生心搏骤停，按2010新版心肺复苏指南，可对其立即实施胸外心脏按压。

（2）心搏骤停的病因和类型有哪些？王明最有可能属于哪种？

答：心搏骤停的病因有：①心源性原因。心脏本身的原因，如冠心病（最为多见）、瓣膜病变、心肌炎、心肌病、高度房室传导阻滞、先天性心脏病等。②非心源性原因。窒息、电击、雷击、溺水、严重电解质紊乱、药物中毒或过敏、麻醉和手术意外等。

心搏骤停的类型：室颤、无脉性室速、心电—机械分离、心室停搏。

根据王明发生心搏骤停时的情景，估计其为心脏病发致恶性室性心律失常而引起心搏骤停。

（3）你预测王明的预后会如何？依据在哪？

答：王明预后差。心搏骤停严重后果以秒计算。心搏骤停60 s，自主呼吸逐渐停止，3 min开始出现脑水肿，6 min开始出现脑细胞死亡，8 min脑死亡，呈植物状态，10 min发生不可恢复的损害。时间就是生命，在救命黄金时间4～6 min内应实施有效心肺复苏。王明被送到诊所时已过8 min，这时CPR的成功率只有20%，而且即使抢救成功，其极大可能成植物状态。

进阶练习

（1）心肺复苏中为何提倡早期电除颤？

答：对于成人心脏骤停病人，约80%以上由于心脏原因，初始心律多数是室颤或无脉性室性心动过速，对这些病人进行基础生命支持的关键操作是胸外按压和早期除颤。电除颤是治疗室颤的最有效方法，越早实施成功率愈高。2010年心肺复苏指南指出，电除颤成功与否与发病的最初数分钟密切相关，每延迟1 min被抢救者的生存率就降低7%～10%。因此在有除颤仪的条件下，应尽量在3～5 min内实施除颤。

（2）心肺复苏后要进行怎样的处理？

答：1）设专人监护，密切观察心率、心律变化，心率应维持在80～120次/分，心率过缓或过速，心律不齐均易再次出现停搏或心功能不全，应及时采取防治措施。

2）降低颅内压，预防脑水肿，可置冰袋、冰帽于头部、腹股沟等大血管处，保持体温 32～35 ℃，遵医嘱给以脱水剂、细胞活化剂，保护脑组织。病人头部及上身抬高 30°。

3）严密监测血压，维持在（80～90）/（50～60）mmHg，若血压低，及时通知医生。

4）严密监测呼吸情况。复苏后病人呼吸功能不全，易出现呼吸不规则，表浅，潮式呼吸，必要时行气管插管术。

5）严格记录 24 h 出入量。

6）严格各项无菌操作，预防感染。